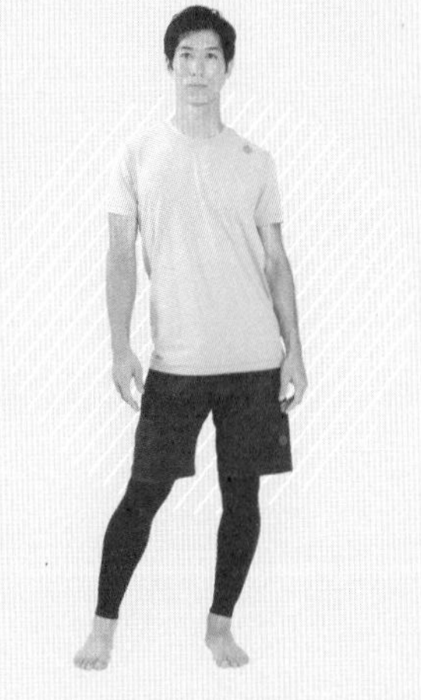

你的骨盆，是哪種歪斜？

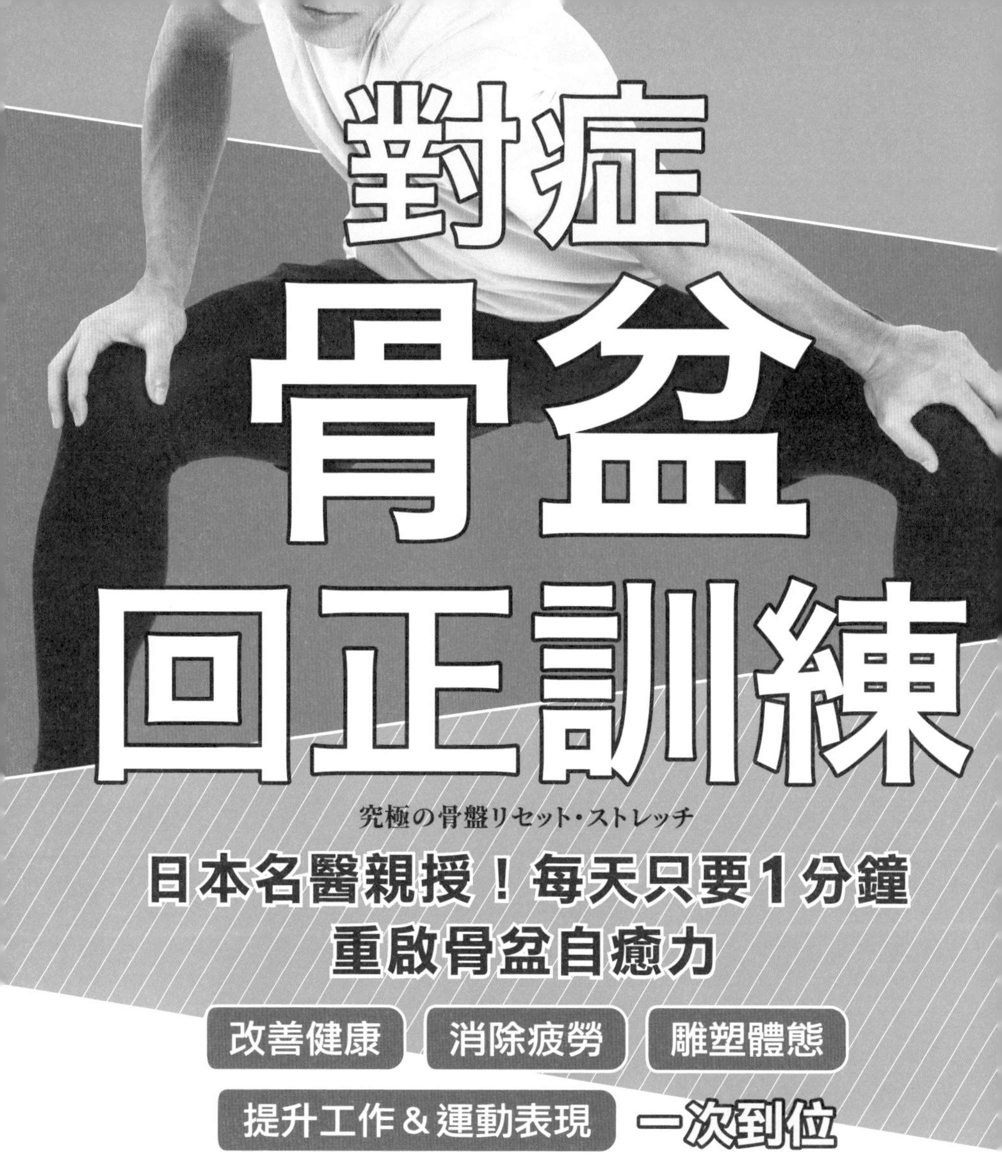

對症骨盆回正訓練

究極の骨盤リセット・ストレッチ

日本名醫親授！每天只要1分鐘
重啟骨盆自癒力

改善健康　消除疲勞　雕塑體態

提升工作＆運動表現　一次到位

福辻鋭記 審訂　張瑜庭 譯

目錄

第1章 骨盆端正，身體就健康

第2章 有助消除身體疲勞的骨盆保健知識

第3章 改善各種身體不適的對症骨盆回正訓練

第4章 提升運動表現的骨盆回正強化訓練

前言

照顧好骨盆，就能照顧好健康

我想許多人都已知道，骨盆攸關我們的身體健康。坊間充斥著各式各樣與骨盆有關的名詞，例如：「骨盆矯正」、「骨盆瘦身」、「骨盆體操」。

或許大多數人以為只有女性需要照顧骨盆，但其實骨盆對男性來說，也相當重要。不過，骨盆構造複雜難懂，即使知道它的重要性，懂得特別照顧它的人也不多。除此之外，或許有很多人誤以為一旦骨盆歪斜，單靠自己的力量是難以修正的。

骨盆位於身體的中心點，是重要的核心。只要骨盆不歪斜、保持靈活彈力，就能對全身帶來正面影響，進一步提升身體健康，以及工作和運動的表現等。

事實上，照顧骨盆既不複雜也不困難，因為**正常的骨盆具有「自癒修復力」，它**

在睡眠和步行中就能自動恢復至正常的形狀。為此，只要每天留心照顧，歪斜的骨盆也能靠著自癒修復力漸漸改善，往正常的骨盆邁進，改善健康。

其實在拍攝要放入本書的照片時，有位工作人員每次來拍攝現場都會跟著做書中的骨盆伸展訓練，而這讓他原本疼痛而無法聳肩的症狀就此一掃而空了。請相信我，只要你的症狀尚未惡化得太嚴重，稍微調整一下歪斜的骨盆，就能像這樣立刻見效，獲得顯而易見的改善成果。

請大家務必從今天開始，試著好好照顧自己的骨盆，即使每次只做一點點，也一定能感受到具體成效，共勉之。

福辻銳記

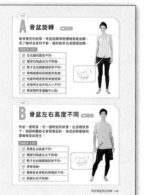

① 先做基礎版骨盆回正訓練，立即見效！

在第 1 章中所介紹的骨盆回正訓練，是不分年齡、症狀、問題，適合所有人的動作，建議先從這 3 個動作開始做起。

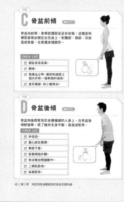

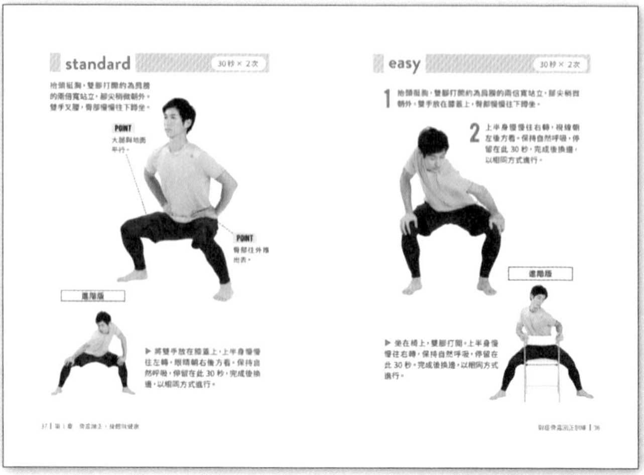
standard
30秒 × 2次
抬頭挺胸，雙腳打開約為肩膀的兩倍寬站立，腳尖稍微朝外。雙手叉腰，臀部慢慢往下蹲坐。
POINT
大腿與地面平行。
POINT
臀部往外推出去。
進階版
▶ 將雙手放在膝蓋上，上半身慢慢往左轉，眼睛朝右後方看，保持自然呼吸，停留在此 30 秒，完成後換邊，以相同方式進行。
easy
30秒 × 2次
1 抬頭挺胸，雙腳打開約為肩膀的兩倍寬站立，腳尖稍微朝外，雙手放在膝蓋上，臀部慢慢往下蹲坐。
2 上半身慢慢往右轉，視線朝左後方看，保持自然呼吸，停留在此 30 秒，完成後換邊，以相同方式進行。
進階版
▶ 坐在椅上，雙腳打開，上半身慢慢往右轉，保持自然呼吸，停留在此 30 秒，完成後換邊，以相同方式進行。

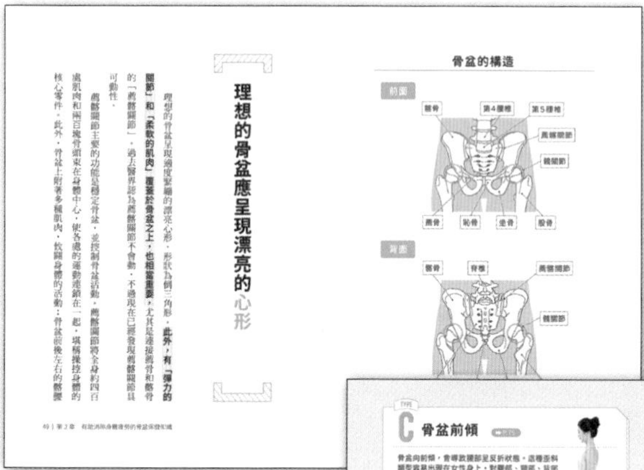

本書重點

關於骨盆健康的保健知識&各式骨盆回正訓練

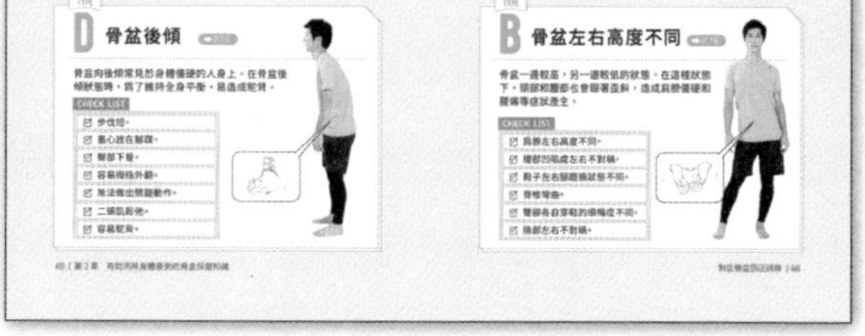
C 骨盆前傾
CHECK LIST
A 骨盆旋轉
CHECK LIST
D 骨盆後傾
CHECK LIST
B 骨盆左右高度不同
CHECK LIST

② 解說骨盆構造和骨盆的歪斜類型

第 2 章將解說骨盆周圍的構造，並介紹骨盆歪斜類型和合適的回正訓練。另外，也會介紹難度較高的骨盆回正訓練，歡迎對自身體能有自信者，多加挑戰嘗試。

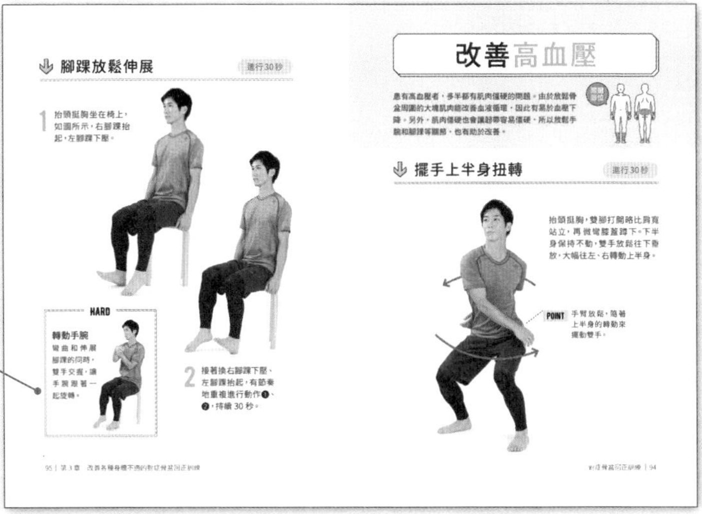

↓ 腳踝放鬆伸展　進行30秒

1 抬頭挺胸坐在椅上，如圖所示，右腳踝抬起，左腳踝下壓。

HARD
轉動手腕
彎曲和伸展腳踝的同時，雙手交握，讓手腕跟著一起旋轉。

2 接著換右腳踝下壓、左腳踝抬起，有節奏地重複進行動作❶、❷，持續 30 秒。

95 | 第 3 章　改善各種身體不適的對症骨盆回正訓練

改善高血壓

患有高血壓者，多半都有肌肉僵硬的問題。由於放鬆骨盆周圍的大塊肌肉能改善血液循環，因此有易於血壓下降。另外，肌肉僵硬也會讓韌帶容易僵硬，所以放鬆手腕和腳踝等關節，也有助於改善。

↓ 擺手上半身扭轉　進行30秒

抬頭挺胸，雙腳打開略比肩寬站立，再微彎膝蓋蹲下。下半身保持不動，雙手放鬆往下垂放，大幅往左、右轉動上半身。

POINT 手臂放鬆，隨著上半身的轉動來擺動雙手。

對症骨盆回正訓練 | 94

本章另有提供進階版動作，歡迎對自身體力有信心的讀者，多加挑戰！

③

介紹有效改善各種身體不適的**對症版**骨盆回正訓練

第 3 章將介紹可以改善腰痛、肩膀僵硬、頭痛等
日常身體不適的伸展運動和肌力訓練。

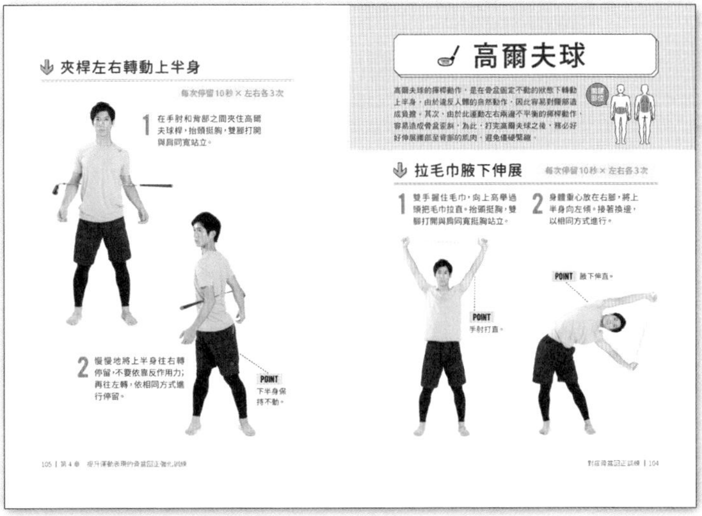

↓ 夾桿左右轉動上半身

每次停留 10 秒 × 左右各 3 次

1 在手肘和背部之間夾住高爾夫球桿，抬頭挺胸，雙腳打開與肩同寬站立。

2 慢慢地將上半身往右轉停留，不要依靠反作用力；再往左轉，依相同方式進行停留。

POINT 下半身保持不動。

105 | 第 4 章　提升運動表現的骨盆回正強化訓練

高爾夫球

高爾夫球的揮桿動作，是在骨盆固定不動的狀態下轉動上半身，由於違反人體的自然動作，因此容易對腰部造成負擔。其次，由於此運動左右兩邊不平衡的揮桿動作，容易造成骨盆歪斜。為此，打完高爾夫球之後，務必好好伸展腰部至背部的肌肉，避免僵硬緊繃。

↓ 拉毛巾腋下伸展　每次停留 10 秒 × 左右各 3 次

1 雙手握住毛巾，向上高舉過頭把毛巾拉直。抬頭挺胸，雙腳打開與肩同寬挺胸站立。

2 身體重心放在右腳，將上半身向左傾。接著換邊，以相同方式進行。

POINT 手肘打直。

POINT 腋下伸直。

對症骨盆回正訓練 | 104

④

介紹有助於提升運動表現的**強化版**骨盆回正訓練

第 4 章將介紹能提升高爾夫球、慢跑、網球
等運動表現的伸展和肌力訓練。

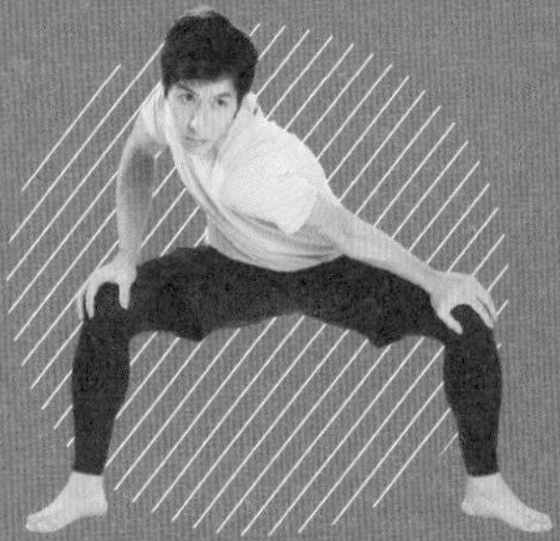

第1章

骨盆端正，身體就健康

骨盆是全身的核心，一旦歪斜之後，連接骨盆的脊椎、頸椎、頭骨也會跟著歪斜，進一步拉扯、壓迫到附著在這些骨頭上的肌肉、血管、神經，如此一來，就會引發頭痛、肩頸僵硬、失眠、腰痛等一連串不良連鎖反應！

身體不適的原因可能在於骨盆？

「還沒有嚴重到必須跑醫院，但一直覺得很疲累」、「全身都感到疼痛」、「提不起精神」、「壓力累積導致焦慮」等，這種還沒生病的身體不適狀態，在中醫上稱為「未病」。

在我的針灸治療院中，就有許多未病的患者，他們大部分的人都有一項共同點，那就是「骨盆歪斜」。其中，**尤其男性通常全身身體僵硬，骨盆周遭的關節和肌肉也都硬邦邦的，導致骨盆本身缺乏彈力。**我認為，男性的平均壽命比女性短的其中一個原因，很可能就在於「身體僵硬」和「骨盆歪斜」。

骨盆位於全身的中心點，連接上半身和下半身，可說是身體的重要核心。如果骨盆僵硬、歪斜，我們的身體會發生什麼事呢？

骨盆是身體的中心，一旦歪斜會引起不良連鎖反應

骨盆歪斜後，連接骨盆的脊椎、頸椎、頭骨也會跟著歪斜，更嚴重的是，會拉扯並且壓迫到附著在這些骨頭上的肌肉、血管、神經。接著會引發各種身體不適，出現「未病」的症狀，例如：對身體造成過度的負擔、導致部分肌肉變僵硬、內臟無法獲得支撐而下垂，或體內所需的營養素、荷爾蒙、神經傳導物質傳遞不順暢，以及無法排出老廢物質等。

最終結果，很可能導致壽命縮短。為此，千萬不可輕忽骨盆歪斜的嚴重性。

如果能解決骨盆歪斜、身體僵硬的問題……

日常生活

自然消除腰痛和
肩膀僵硬

工作能力

提升專注力和
工作效率

運動表現

提升表現，
預防運動傷害

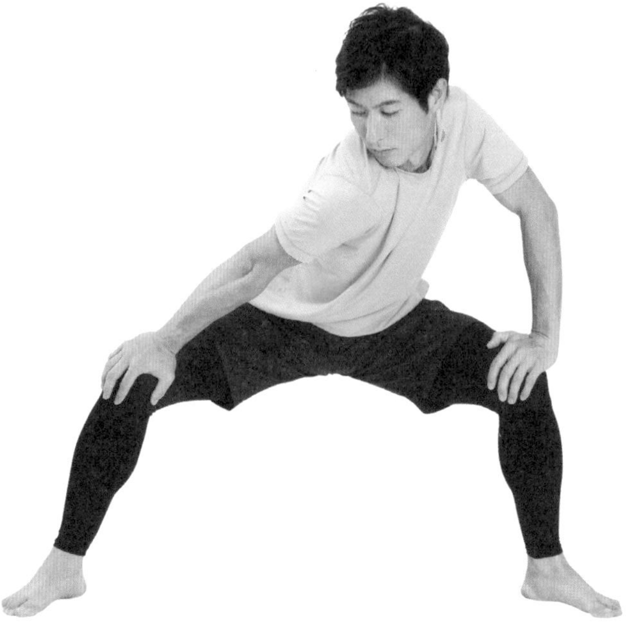

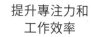

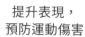

只要10秒！全方位改善身體健康

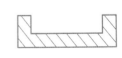

如果骨盆充滿彈力，即使受到平常的不良姿勢習慣所影響，以致骨盆歪斜，也能藉由骨盆的「自癒修復力」來自動恢復成正常的骨盆形狀。然而，要是長時間維持在會造成骨盆歪斜的不良姿勢，骨盆與生俱來的自癒修復力就會變弱，從而無法使骨盆回到正常的形狀。尤其，一旦骨盆周遭的關節和肌肉變僵硬之後，這種現象會更為明顯。若放任不管，歪斜的程度就會愈來愈嚴重，引發前一節所說的各種身體不適。

因此，我想推薦大家這套**「骨盆回正訓練」**，讓各位在家就能自行進行，有效調整骨盆歪斜的問題。**這套骨盆回正伸展法是藉由「伸展動作」和「輕度肌力訓練」，將骨盆調整回正確的形狀。**

本書所介紹的伸展動作和肌力訓練相當簡單，只要在你發現身體僵硬時進行，隨時隨地都能做。一開始可以先做十秒，相信我，如果是身體極度僵硬的人光是做十秒就能充分發揮效果。

待習慣之後，可以逐漸拉長時間至二十～三十秒鐘。重點是當天的歪斜，盡量在當天校正，效果最好。因此強烈建議，每天都進行一次骨盆回正訓練。

骨盆回正訓練的功效

❶ 改善整體健康

一旦姿勢變好，肌肉就能減少無謂的緊繃，也就不容易感到疲乏，進而可以達到：舒緩腰痛和肩膀僵硬等慢性疼痛；活絡內臟運行，可使身體變舒暢；改善因不良生活習慣所造成的慢性病；血液和淋巴循環變好，增強免疫力。

❷ 工作能力提升

神經傳導變順暢之後，能幫助頭腦清晰，提升專注力和工作效率；因為身體狀態變好，出外跑業務或加班也不容易感到疲累；抬頭挺胸看起來精神十足，也更顯年輕和神清氣爽。

❸ 提升運動表現

只要身體不容易疲累，就可以把生活過得更加多彩多姿，專心從事更多有興趣的事；骨盆不再歪斜後，身體重心能維持平衡，髖關節的可動範圍變廣、肩胛骨動作變靈活，進而能提升運動表現，同時降低運動傷害的風險。

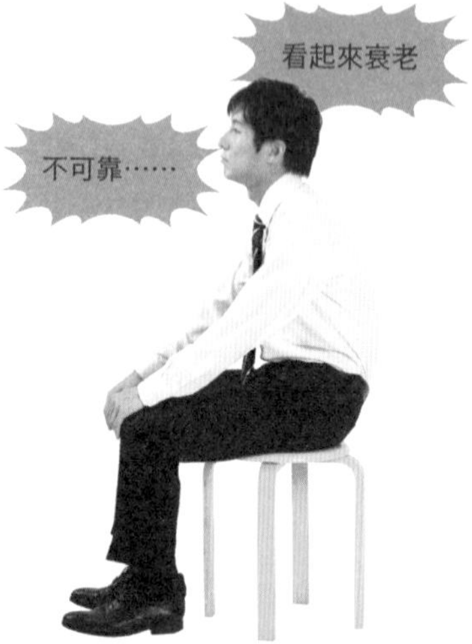

before

由於骨盆歪斜，以致連接骨盆的脊椎也跟著歪斜。事實上，許多人都有骨盆後傾的問題，一旦骨盆後傾就容易駝背。

進行
「骨盆回正訓練」
之後

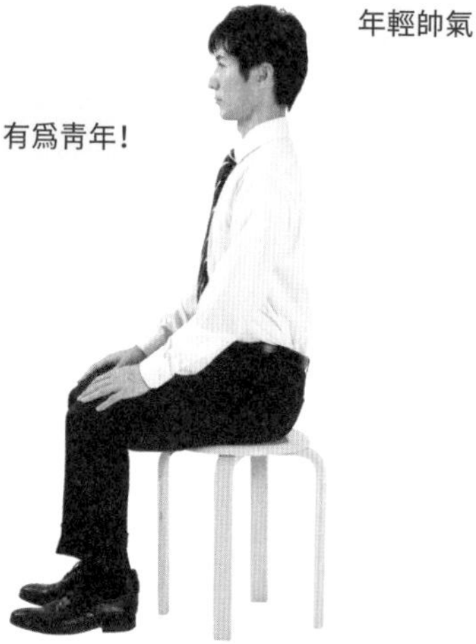

after

骨盆回正之後，連接骨盆的脊椎歪斜也會跟著回正。只要姿勢變好，就能產生一連串良性循環，同步改善體態和健康。

代謝症候群的體態問題，也和骨盆歪斜有關？

代謝症候群（metabolic syndrome）指的是內臟周圍脂肪囤積（內臟脂肪型肥胖），而且血壓、血脂、血糖中有兩項以上的數值異常。

根據日本厚生勞動省的資料統計，在四十歲至七十四歲的年齡層中，男性每兩人就有一人高度懷疑患有代謝症候群或為高風險群，女性則每五人就有一人高度懷疑患有代謝症候群或為高風險群；高度懷疑患有代謝症候群的人數約九百六十萬人，高風險群的人數則約為九百八十萬人，合計約一千九百四十萬人（根據二〇〇六年日本國民健康與營養調查結果）。

代謝症候群之所以好發於男性，是因為男性荷爾蒙的影響，造成內臟脂肪容易累積。為什麼？因為男性荷爾蒙能幫助肌肉增長，而驅動肌肉的能量就來自內臟脂肪。

減不掉的腹部脂肪和骨盆歪斜息息相關

話雖如此，我認為造成代謝症候群的原因，可能也和「骨盆僵硬歪斜」有關。造成骨盆歪斜的原因很多，而有代謝症候群的人，不僅有如同游泳圈的胖肚子，其骨盆也會朝身體外側擴張，以致腰部周圍的肌肉僵硬、肚子突出、肋骨外擴；再加上內臟位置下垂，無法發揮良好作用，使得代謝能力變弱，上述這些連鎖反應，都會造成脂肪易囤積於體內。

因此，**如果最近覺得自己腹部周圍脂肪變多，但體重卻沒有明顯上升，就要懷疑可能是骨盆歪斜了！**

高度懷疑患有代謝症候群或高風險群的資料

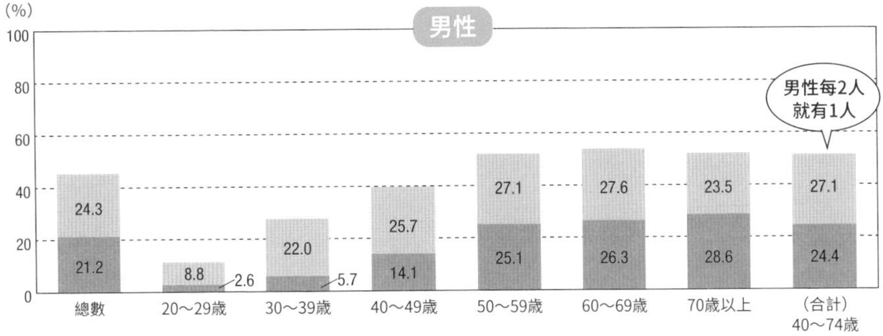

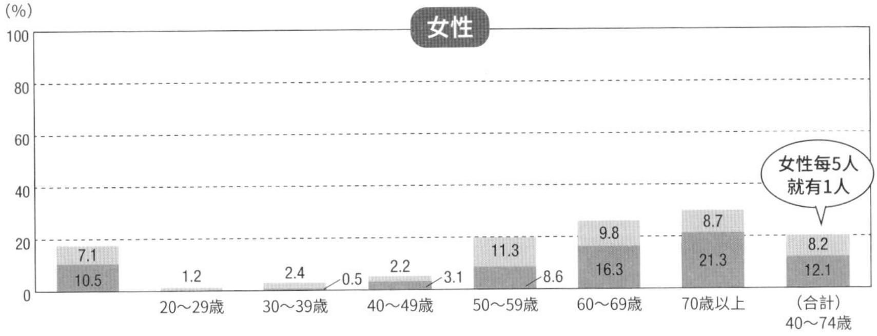

高度懷疑患有代謝症候群

男性腰圍85公分以上或女性腰圍90公分以上，三個項目（血脂、血壓、血糖）中有兩項以上符合者

代謝症候群高風險群

男性腰圍85公分以上或女性腰圍90公分以上，三個項目（血脂、血壓、血糖）中有一項以上符合者

（資料來源：日本厚生勞動省 2006 年國民健康與營養調查結果）

骨盆回正，就能改善生活習慣病？

日常生活中的暴飲暴食、缺乏運動、吸菸、過度飲酒等生活習慣所造成的慢性疾病，統稱為「生活習慣病」。生活習慣病與癌症、心臟病、腦中風、糖尿病、高血壓、高血脂症、牙周病、痛風等各種病症有關，其中癌症和心臟病名列日本人的三大死因。

罹患生活習慣病的人數每年都在增加，就以最具有代表性的糖尿病來看，根據日本厚生勞動省的統計，糖尿病患者和高風險群估計各達約一千萬人（根據二〇一六年國民健康與營養調查結果）。此外，高血壓疾病的總患者人數為一千零一十萬八千人（根據二〇一四年患者調查），高血脂症的總患者人數則為兩百零六萬兩千人（根據二〇一四年患者調查）。

每天只要一分鐘，就能讓骨盆回正

調整飲食生活、適度運動都是能立即進行的改善方法，但上班族每天都被工作追著跑，可能難以實踐這些方法吧！因此，我希望大家一定要嘗試這套骨盆回正訓練，調整歪斜的骨盆，軟化骨盆周遭的肌肉。詳細內容待我後述。

總之，骨盆是身體的核心，因此，**只要調整歪斜的骨盆，就能解放長期受到壓迫的肌肉、血管、神經，改善原先受阻的血液與淋巴循環，使氧氣、營養素、荷爾蒙等物質容易且順暢地傳遞至全身，最終就能改善生活習慣病。**

糖尿病、高血壓、高血脂症的患者人數

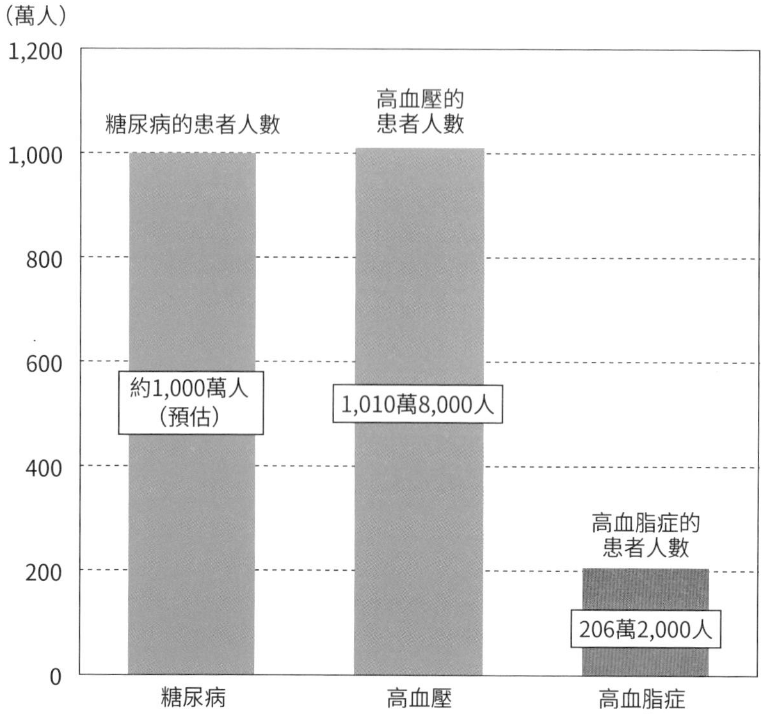

（資料來源：糖尿病－日本厚生勞動省 2016 年國民健康與營養調查結果；高血壓－日本厚生勞動省 2014 年患者調查；高血脂症－日本厚生勞動省 2014 年患者調查）

理想骨盆狀態的三個條件

理想的骨盆狀態有以下三點：❶端正不歪斜；❷適度緊繃；❸充滿彈力。為了維持這些理想狀態，就必須使骨盆周遭的關節和肌肉變柔軟。

尤其男性因為荷爾蒙的影響，關節和肌肉通常比較僵硬；換言之，男性骨盆周遭的關節和肌肉也容易變硬。一旦骨盆歪斜之後，這種異常狀態就會定型，難以恢復正常狀態。如果在這種情況下進行重量訓練，卻未好好伸展，反而會造成過度鍛鍊，進一步造成肌肉更加僵硬。因此，**各位男性讀者切記，除了重量訓練，也要勤做伸展運動，以維持關節、肌肉、骨盆的彈性。**

7大骨盆歪斜類型

TYPE A 骨盤旋轉

➡P.73

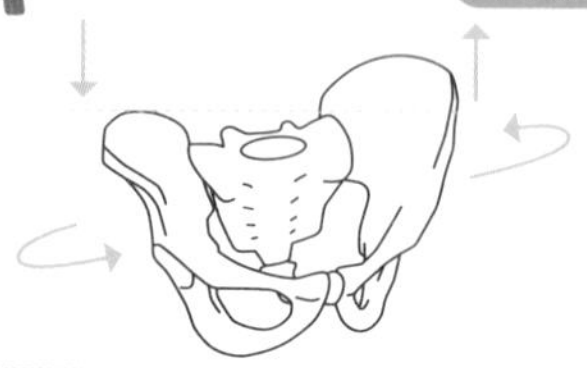

TYPE B 骨盆左右高度不同

➡P.74

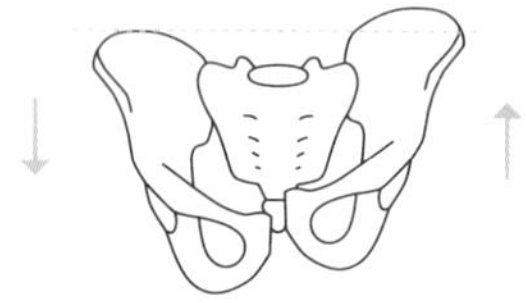

TYPE C 骨盆前傾

➡P.75

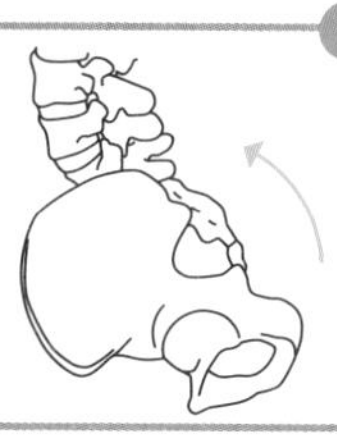

TYPE D 骨盆後傾

➡P.76

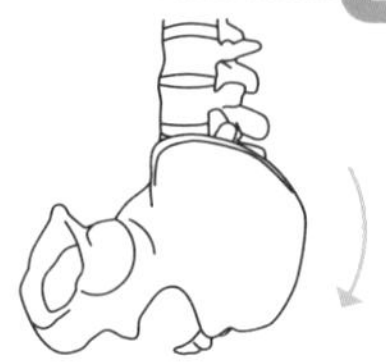

TYPE E 骨盆過寬

➡P.77

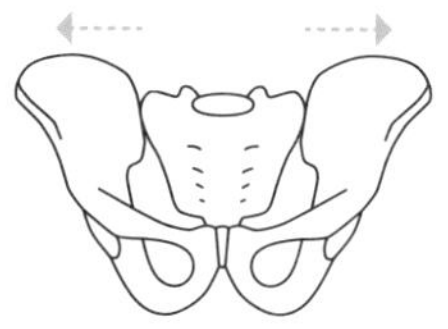

TYPE F 骨盆狹窄

➡P.78

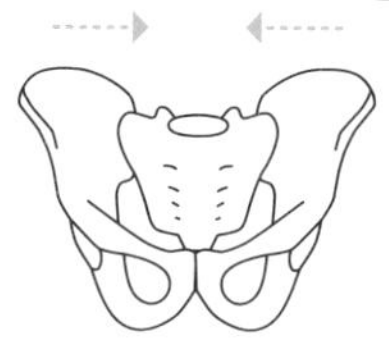

TYPE G 骨盆左傾或右傾

➡P.79

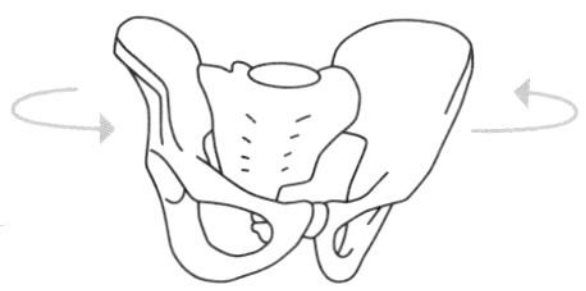

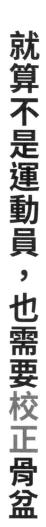

就算不是運動員，也需要校正骨盆

回想在電視上經常看到一流棒球選手、足球選手等運動員做的伸展運動，腦海中應該會浮現「相撲深蹲」或「轉動肩膀」吧！這些伸展運動能軟化髖關節周圍的肌肉，以及上半身肩胛骨附近的肌肉，不僅可以端正姿勢，還能有效校正骨盆的位置，可說是骨盆回正訓練的關鍵運動。

一流運動員之所以能隨時維持在最佳狀態，就是因為他們對於比賽前後的熱身和伸展運動，絲毫不馬虎。據說，長年縱橫棒球場的鈴木一朗會在每場比賽前提早幾小時進入球場，認真進行伸展運動，這是極其有名的故事。

雖然上班族的戰場不同，但也是每天都在使用身體奮戰。有時候睡了一晚也無法從疲勞中恢復精神，或是提不起幹勁、內心焦慮，到了傍晚就無法集中精神……，其原因也許就出在骨盆歪斜與身體僵硬。所以，請先試著進行下一頁介紹的伸展運動，感受肌肉放鬆之後的不同感受吧！

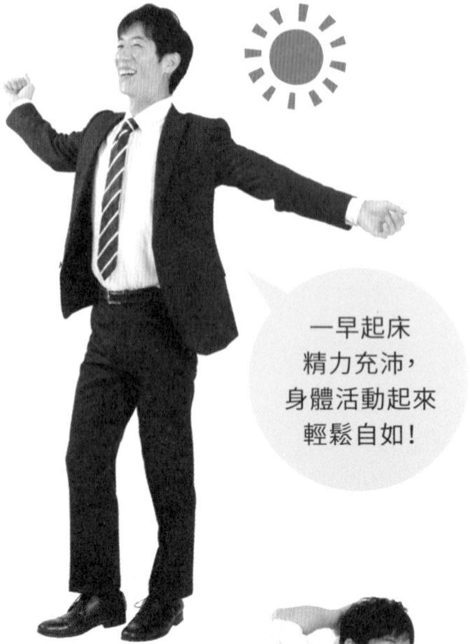
一早起床
精力充沛，
身體活動起來
輕鬆自如！

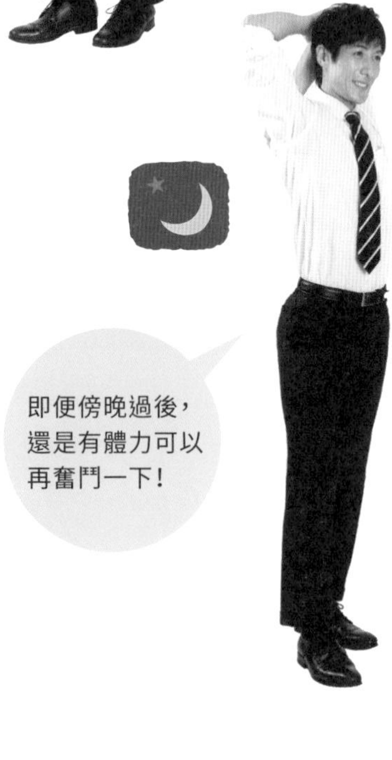
即便傍晚過後，
還是有體力可以
再奮鬥一下！

先從這些動作開始做！

基礎版骨盆回正訓練

髖關節周圍有許多重要肌肉，只要軟化這些肌肉，讓身體恢復良好平衡，就能讓骨盆回正。其次，再加上肩部運動能有效軟化肩胛骨附近的肌肉，進而端正上半身的體態，如此，也有助於骨盆回到正確的位置。此外，這套伸展動作還能刺激大腿、臀部、腹部等肌肉，讓全身都能獲得肌力訓練的效果。一天只要做兩次，每次三十秒，就能徹底改善體態和健康。現在就一起開始進行吧！

easy

30秒 × 2次

1 抬頭挺胸，雙腳打開約為肩膀的兩倍寬站立，腳尖稍微朝外。雙手放在膝蓋上，臀部慢慢往下蹲坐。

2 上半身慢慢往右轉，視線朝左後方看。保持自然呼吸，停留在此 30 秒，完成後換邊，以相同方式進行。

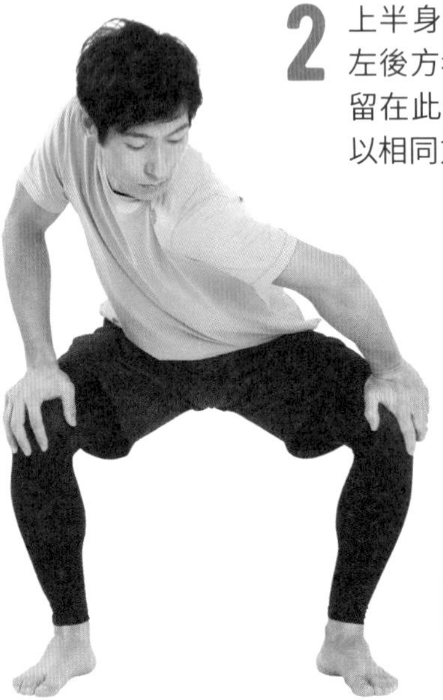

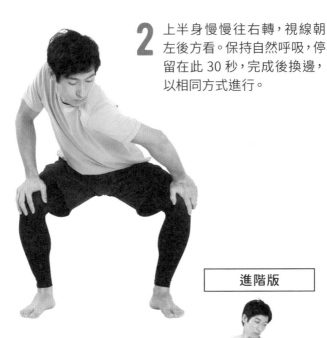

進階版

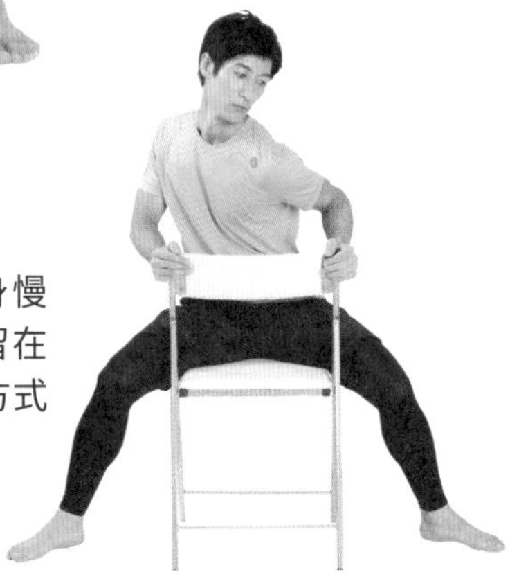

▶ 坐在椅上，雙腳打開。上半身慢慢往右轉，保持自然呼吸，停留在此 30 秒。完成後換邊，以相同方式進行。

standard

30秒 × 2次

抬頭挺胸，雙腳打開約為肩膀的兩倍寬站立，腳尖稍微朝外。雙手叉腰，臀部慢慢往下蹲坐。

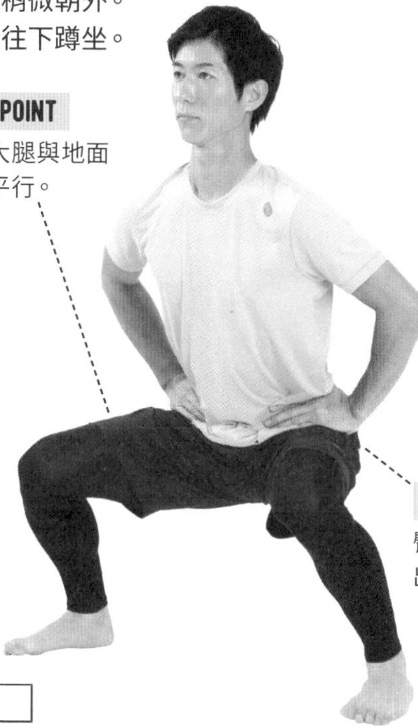

POINT
大腿與地面平行。

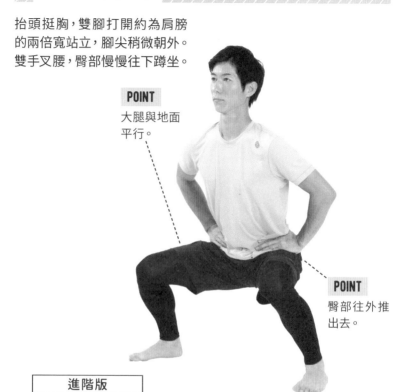

POINT
臀部往外推出去。

進階版

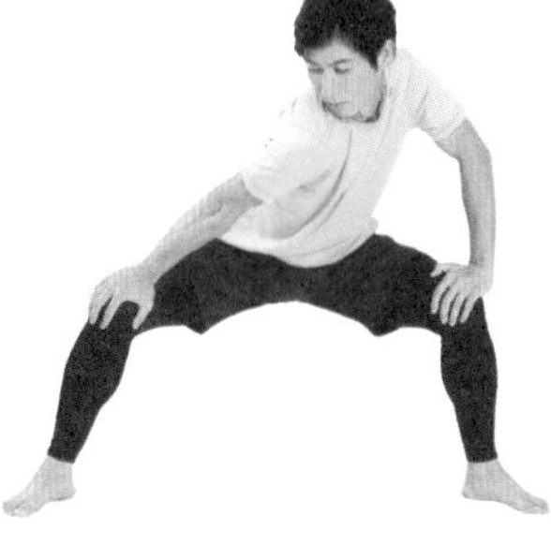

▶ 將雙手放在膝蓋上，上半身慢慢往左轉，眼睛朝右後方看。保持自然呼吸，停留在此 30 秒，完成後換邊，以相同方式進行。

hard

30秒 × 2次

抬頭挺胸，雙腳打開約為肩膀的兩倍寬站立，腳尖稍微朝外。雙手交疊於後腦杓，臀部慢慢往下蹲坐。

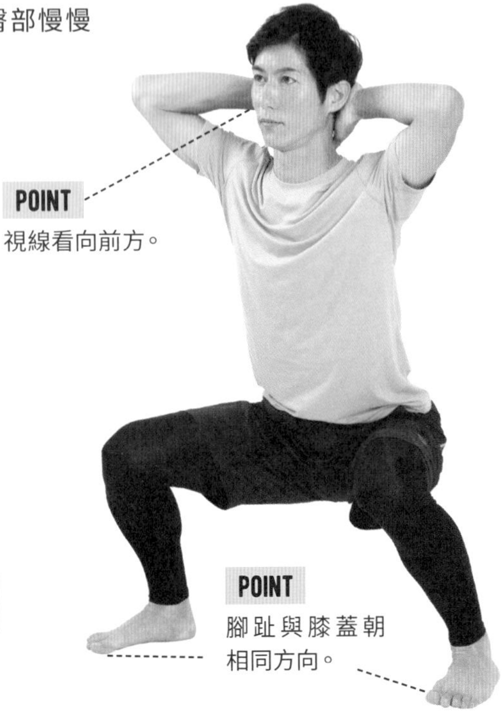

POINT
視線看向前方。
POINT
腳趾與膝蓋朝相同方向。

進階版

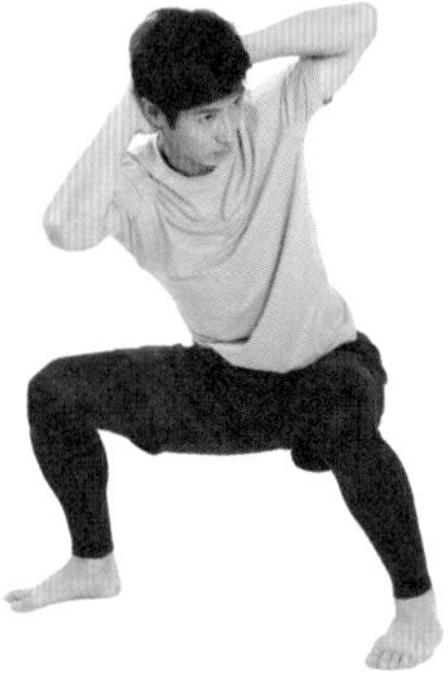

▶ 上半身慢慢往左轉，保持自然呼吸，停留在此 30 秒。完成後換邊，以相同方式進行。

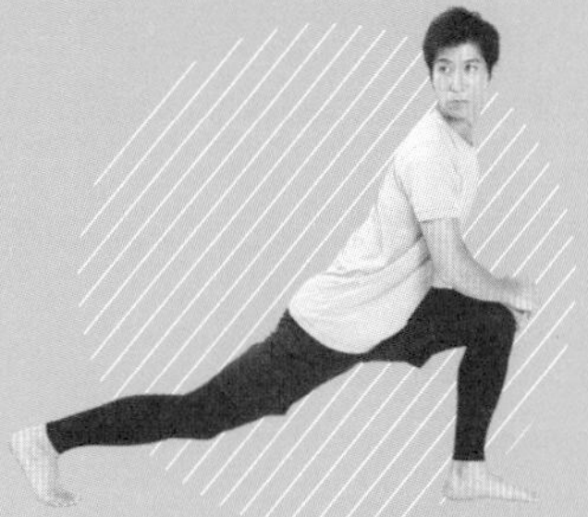

第 2 章

有助消除身體疲勞的
骨盆保健知識

骨盆究竟長什麼樣子？爲什麼調整骨盆之後，就能改善身體健康？骨盆歪斜有哪些類型？要做哪些伸展運動才能改善骨盆歪斜的問題？本章將爲大家詳盡介紹這些與骨盆相關的保健知識。

無論是骨盆僵硬或骨盆歪斜都會造成身體不適！

肩膀僵硬和腰痛可說是相當普遍的國民病，除此之外，多數現代人也飽受頭痛、眼睛疲勞、失眠等身體失調的問題。根據日本厚生勞動省「二〇一六年國民生活基礎調查」發現，腰痛和肩膀僵硬，在日本男性和女性的自覺症狀中位居第一、二名。

你是否覺得「因為上了年紀而別無他法」？請千萬不要輕易放棄，身體失調的原因也許就出在骨盆歪斜。

骨盆位於全身的中心點，連接上半身和下半身，是身體的核心部位。我們人類之所以能直立行走，就是因為有骨盆支撐著沉重的上半身。

骨盆有與生俱來的「自癒修復力」

日常生活中的習慣動作或運動姿勢可能導致骨盆歪斜，但骨盆本身具有自癒修復力，能自動使其恢復正常的形狀。然而，如果長期維持在讓骨盆歪斜的姿勢，例如：駝背、盤腿、三七步，骨盆的自癒修復力就會減弱，進而使骨盆持續處於歪斜狀態。久而久之，隨著骨盆歪斜，將進一步導致脊椎也跟著歪斜、周遭肌肉受到不自然的拉扯，使身體失衡，出現各種不適症狀。

尤其，男性體內存在較少能軟化肌肉和骨骼的女性荷爾蒙，以及男性其覆蓋於骨盆周圍的肌肉量較多，因此更容易出現骨盆僵硬的問題。總的來說，一旦骨盆歪斜，就難以回到原本的狀態，與此同時，當骨盆周遭僵硬，血液和淋巴的循環也容易變差，進而可能出現更多身體失調、不適的問題。

身體失調的原因，很多時候都和骨盆僵硬或歪斜有關

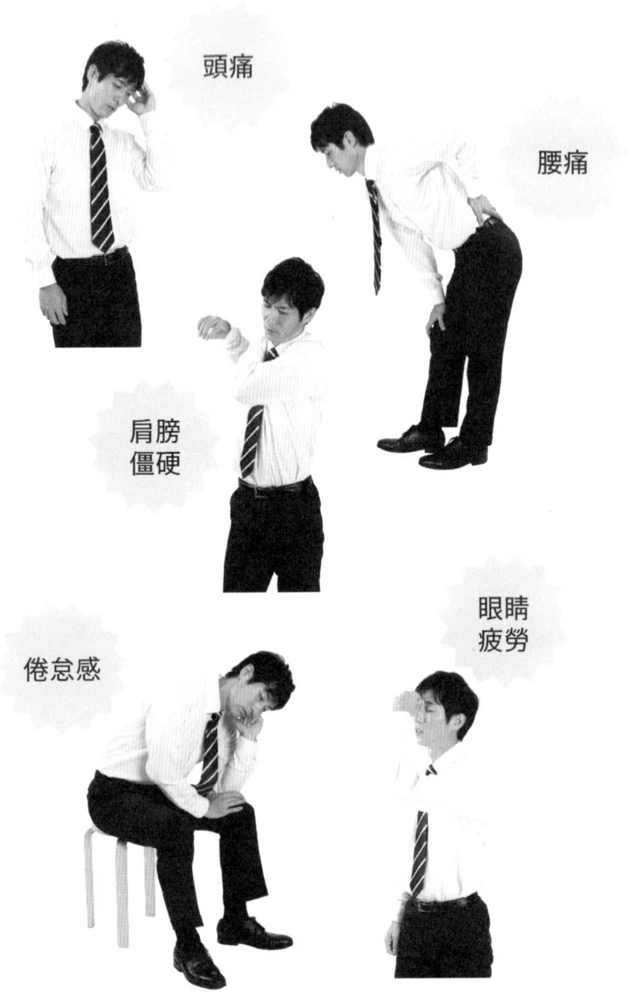

一旦骨盆歪斜，臉部和身體也會跟著歪斜？

近乎左右對稱的臉，能給人好的印象，而這不僅適用於戀愛市場，在商業場上也是不容忽視的要素。但其實有不少人臉部歪斜，例如：眉毛、眼睛、鼻子、嘴角、耳朵在臉的左右兩邊位置不同。事實上，這種臉部歪斜，也和骨盆歪斜脫不了關係。為什麼？因為**骨盆歪斜會導致脊椎歪斜，連帶影響到與脊椎相連的頭骨**。

頭骨由二十二塊骨頭組成（加上舌骨為二十三塊），除了下顎骨以外，其餘的二十一塊骨頭，均由名為「骨縫」的關節，如拼圖般連接起來。作為身體核心的骨盆歪斜之後，脊椎也會跟著歪斜，接著為了保持平衡，頭骨的骨縫會移位進而導致臉部歪斜。臉部歪斜（頭骨歪斜）不只會影響外觀，也會併發支撐頭部的頸椎（頸部骨頭）歪斜。由於頸椎周圍神經密布，一旦歪斜就會導致頭痛和頸部僵硬等身體不適，甚至可能成為憂鬱症等精神失調的原因。

骨盆端正，脊椎才會是健康的S形

正常的脊椎呈S形彎曲，此構造能支撐住頭部的重量。然而，若骨盆歪斜、脊椎的S形幅度失衡，便無法好好支撐頭部，就會引起肩膀僵硬或腰痛。此外，骨盆的歪斜也會造成髖關節的負擔，進一步造成髖關節疼痛或膝蓋疼痛等全身不適的症狀出現。

骨盆和全身的骨骼相互連動

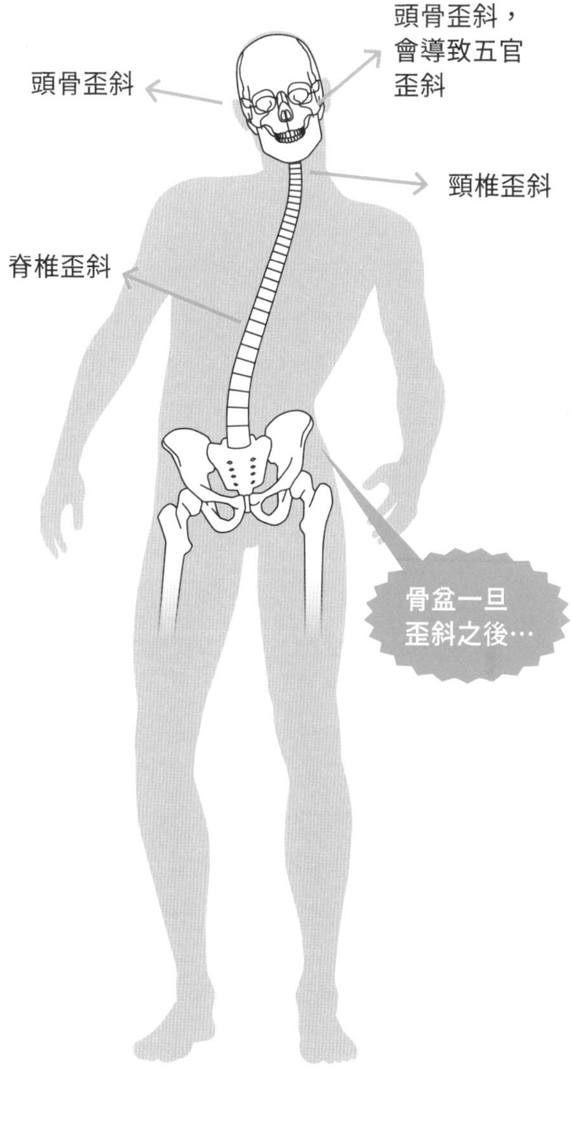

認識骨盆的構造、功能與作用

骨盆是腰部周遭骨骼的總稱，在正式的醫學名稱中，並不存在名為「骨盆」的骨頭。事實上，**所謂的「骨盆」，是指由許多塊骨頭組成於腰部周圍的骨骼群。**

骨盆包含在中央連接脊椎、呈倒三角形的「薦骨」，以及薦骨下方的「尾骨」，還有位於左右兩邊的一對「髖骨」。髖骨由髂骨、恥骨、坐骨三塊骨頭組成，薦骨和髂骨之間則由薦髂關節連接。此外，腰椎的第四節、第五節和髖關節也緊密連接著骨盆。

以下整理了骨盆的功能和作用：

❶ 與上半身取得平衡，支撐身體重量。
❷ 與左右的髖關節連動，支持人類步行的動作。
❸ 形狀如同容器般支撐著上方臟器，保護大腸、小腸、生殖器官、泌尿器官免受衝擊。
❹ 坐下時成為全身的基座。

為因應不同生理需求，男女骨盆形狀各異

由此可見，骨盆扮演著非常重要的角色。此外，男性和女性的骨盆形狀不同。相對於男性的骨盆窄而深，由於女性要適應懷孕和生產的功能，骨盆寬且淺，容易向橫向開展。

窄而深的骨盆不容易使身體變胖，但容易累積壓力；寬而淺的骨盆缺點是容易使下腹突出，身形為此易胖。

骨盆的構造

前面

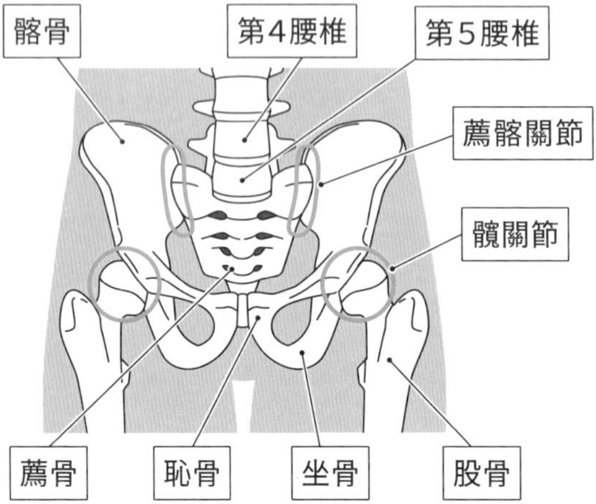
髂骨
第4腰椎
第5腰椎
薦髂關節
髖關節
薦骨
恥骨
坐骨
股骨

背面

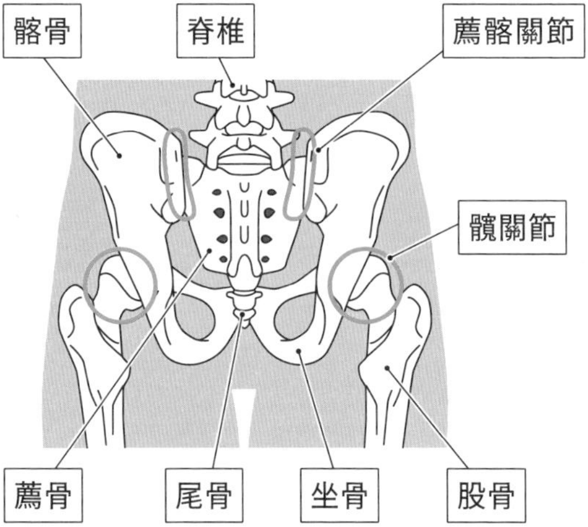
髂骨
脊椎
薦髂關節
髖關節
薦骨
尾骨
坐骨
股骨

理想的骨盆應呈現漂亮的心形

理想的骨盆呈現適度緊繃的漂亮心形，形狀為倒三角形。**此外，有「彈力的關節」和「柔軟的肌肉」覆蓋於骨盆之上，也相當重要**，尤其是連接薦骨和髂骨的「薦髂關節」。過去醫界認為薦髂關節不會動，不過現在已經發現薦髂關節具有可動性。

薦髂關節主要的功能是穩定骨盆，並控制骨盆活動。薦髂關節將全身約四百處肌肉和兩百塊骨頭束在身體中心，使各處的運動連鎖在一起，堪稱操控身體的核心零件。此外，骨盆上附著多種肌肉，攸關身體的活動；骨盆前後左右的髂腰肌、臀大肌、大腿後肌等，從淺層至深層的各種肌肉互相重疊，與骨盆相連，同時提供人類運動的力量。

二十歲之後，骨盆就容易陷入歪斜危機？

但是，隨著年齡增長，或由於缺乏運動、受傷等因素，一旦薦髂關節或骨盆周遭的肌肉無法發揮作用，就會無法繼續穩定骨盆，就可能導致骨盆歪斜的問題發生。

舉例來說，薦髂關節的狀態會在二十歲左右達到巔峰，之後便開始流失彈性。同時肌肉也會隨著年齡增長而失去彈力，逐漸纖維化。因此，為了維持理想的骨盆形狀和位置，必須盡可能讓骨盆周圍的關節和肌肉保持柔軟有彈性。

腰部周圍的骨骼和肌肉

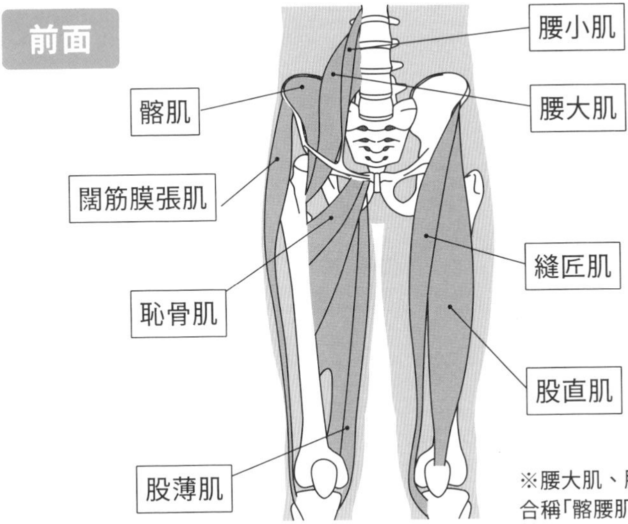

※腰大肌、腰小肌、髂肌合稱「髂腰肌」。

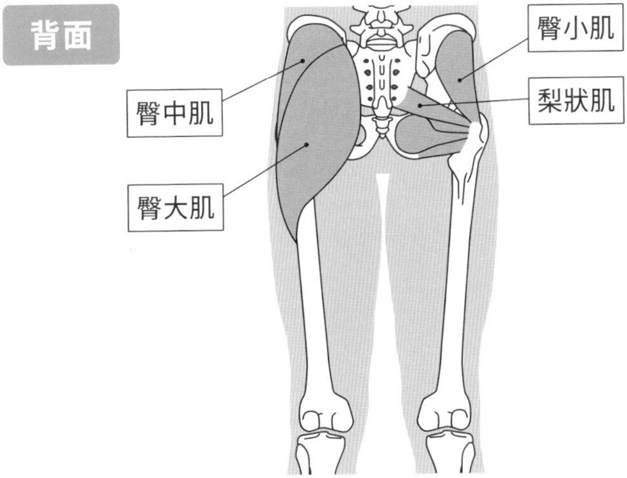

骨盆中的薦骨是控制全身的第二個大腦

薦骨位於骨盆中央，形狀呈倒三角形，可說是骨盆中最重要的骨頭。如果以建築物做比喻，那薦骨就是支撐脊椎這個大型柱子的地基了。

薦骨的主要作用是將脊椎承受的體重分散至雙腳，並且將來自地面的衝擊經由髖關節傳導至骨盆，以保持身體的平衡。

薦骨周遭有許多神經，有人認為薦骨與蝶骨（組成頭骨的其中一塊骨頭）有密切的關係，彼此藉由脊椎相互連結、相互影響。

蝶骨與自律神經以及荷爾蒙的調和有關，為此，一旦薦骨歪斜後，自律神經以及荷爾蒙就可能會失調。正因如此，有一種說法指出，人體中有兩塊骨頭無法以陶瓷等材質的人工骨替代，那就是薦骨和蝶骨。

具有感應功能的薦骨？

除此之外，薦骨還有很多功能，其中一項是幫助腦脊髓液循環。腦脊髓液是所有神經的營養來源，若是腦脊髓液的循環變差，神經就會失調，進而造成各種身體不適。

其實人類對於薦骨還有許多未解之處。有人認為薦骨擁有神奇的能力，可以感覺到震動，或是能感知聲音，例如，與初次見面的人合不合得來，有可能就是以薦骨瞬間判斷出來的。

薦骨是全身功能的中央控制室

特徵 1

與頭骨中的蝶骨連動，調和荷爾蒙分泌狀態。

特徵 2

讓腦脊髓液順利循環，維持自律神經的平衡。

特徵 3

可能可以感知聲音、判斷人類的感性和感覺。

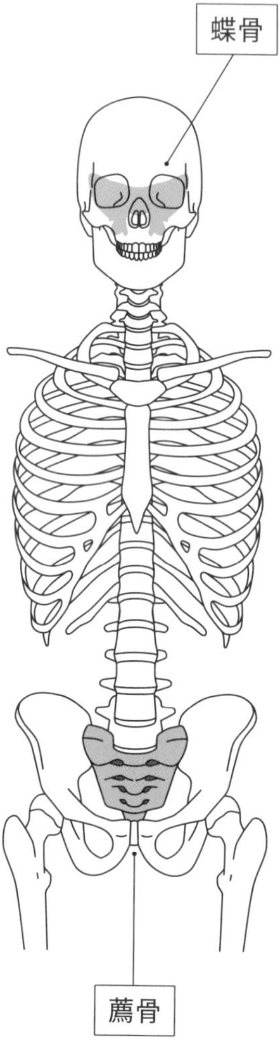

頂尖運動員的肌肉就像嬰兒般柔軟

根據我的臨床經驗，我發現頂尖運動員的肌肉通常都相當柔軟。在我的治療院，也有患者是舉重選手和前日本拳擊冠軍，而他們的肌肉就像嬰兒一樣柔軟，甚至讓我不禁想問「這麼軟沒問題嗎？」。

但是，運動員的肌肉可不是一直都這麼柔軟，到了運動場上，他們一出力，肌肉就會收縮變硬，讓運動員發揮出最好的表現。雖然頂尖運動員也存在個體差異，不過他們的肌肉緊繃度，在平常和在運動場上通常都有很大的差別。

那麼，為什麼頂尖運動員的肌肉平常這麼柔軟呢？雖然這也跟個人的肌肉素質有關，但主要還是因為他們的恢復能力高。其次，他們會在運動後進行收操、按摩，徹底調整肌肉狀況，好讓身體保持在良好狀態。

保持骨盆周圍肌肉的柔軟度，就能重啟骨盆自癒力，輕鬆回正

在運動員柔軟的肌肉中，當然也包含骨盆周圍的肌肉在內，因此他們的骨盆不會歪斜，且能保有相當不錯的彈力。

由此可證，我們可以說，頂尖運動員的身體**「由於肌肉柔軟，只要姿勢正確，就能維持正常的骨盆；反之，只要姿勢正確，正常的骨盆就能保持肌肉柔軟」**，如此一來，理想的循環也就此成立。

良性循環

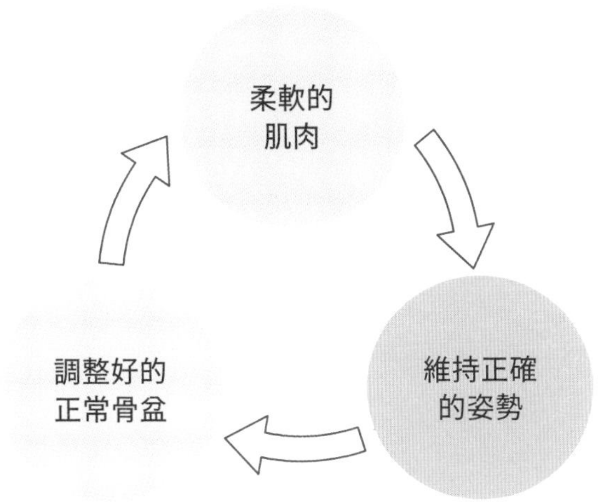

惡性循環

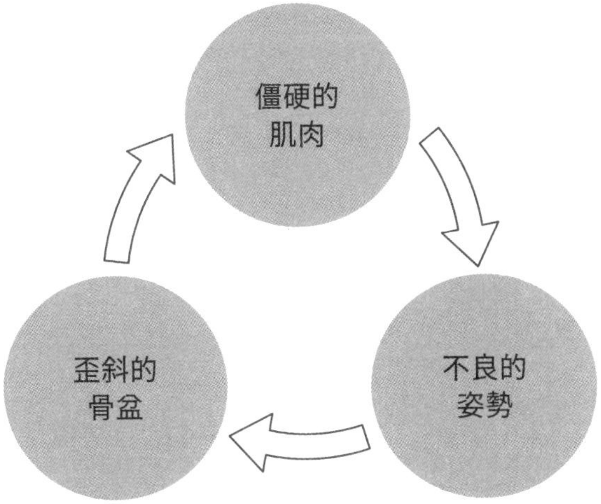

所謂最強的身體，是具備自癒修復力的身體

一般來說，**正常的骨盆就算因為日常生活中的各種動作而歪斜，也會在睡眠中或步行時回到正常的位置。**然而，如果持續讓骨盆處在歪斜的姿勢，或隨著年齡增長，骨盆自動歸位的力量就會愈來愈弱。

因此，要讓歪斜的骨盆回正，就必須提升它的自癒修復力，而其中的關鍵就在於肌肉。

如果骨盆周遭的肌肉僵硬且缺乏彈力，骨盆就會以歪斜的狀態固定，造成血液和淋巴循環變差，關節的可動範圍變窄。其結果，不僅是骨盆周遭的肌肉，就

連上半身和下半身的各處肌肉也都會跟著一起變僵硬，最終導致全身骨頭歪斜、自癒修復力低弱的惡性循環。

男性更容易會有骨盆歪斜的風險

尤其男性的肌肉和關節大多偏硬，光靠自癒修復力難以使歪斜的骨盆恢復正常，因此需要這套骨盆回正訓練的幫忙。本書的各種伸展和訓練動作能使骨盆周遭的肌肉變軟，連帶影響全身的肌肉狀態。

此外，也要注意年齡增長或缺乏運動所導致的肌肉量降低。肌肉量會在二十幾歲時達到顛峰，之後逐漸減少，甚至有研究資料指出，八十幾歲時的下半身肌肉量約為二十幾歲時的三分之二。為了留住良好的肌肉量和肌肉品質，務必雙管齊下，均衡做好伸展運動和肌力訓練才行。

20 歲 v.s 80 歲時的預估肌肉量

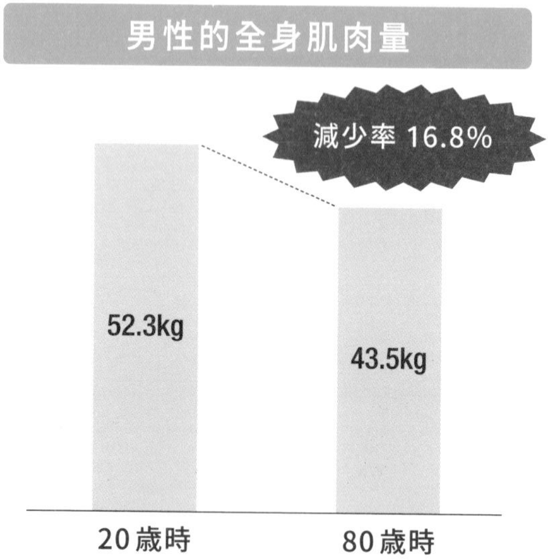

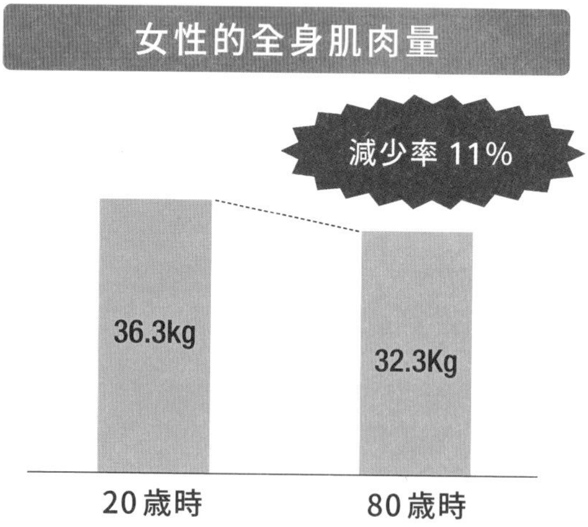

（資料來源：日本老年醫學會雜誌 2010 年第 47 卷第 1 號，P.52 ～ 57「日本人肌肉量的年齡特徵」，引用 P.55 表 2 重新製圖）

彎曲關節的屈肌與伸展關節的伸肌保持平衡，至關重要

我們平常稱為肌肉的地方，其實正式名稱是「骨骼肌」，它附著在骨骼上，大大小小超過四百種，各自有專屬的名稱。

另外，骨骼肌又分為「屈肌」和「伸肌」：屈肌用於彎曲關節，伸肌則是用於伸展關節。以身體為例說明，彎曲身體時使用的「腹肌」就是「屈肌」，而下凹身體時使用的「背肌」則是「伸肌」。

屈肌和伸肌會在關節周圍成對出現，肌肉收縮時出力，伸展時不出力，所以成對的屈肌和伸肌讓我們的身體可以自由地彎曲和伸展。順帶一提，有一個說法

指出，日本人的屈肌較為發達。

平衡鍛鍊，才能確實強化肌肉健康

屈肌相對不容易衰退，伸肌則較容易衰退，但我們也不能只鍛鍊其中一種。假如只埋頭鍛鍊腹肌，那麼屬於屈肌的腹肌就會因為經常收縮而變過度僵硬，以致屬於伸肌的背肌受到拉扯，如此一來，就會讓兩者之間失去平衡。

為了骨盆著想，即使在做肌力訓練也要鍛鍊伸肌。若是屈肌和伸肌之間失去平衡，將會導致姿勢變差，造成骨盆歪斜。換言之，維持屈肌和伸肌的平衡，有助於保持正確姿勢，並調整骨盆歪斜的問題。

「屈肌」和「伸肌」需要平衡鍛鍊

屈肌

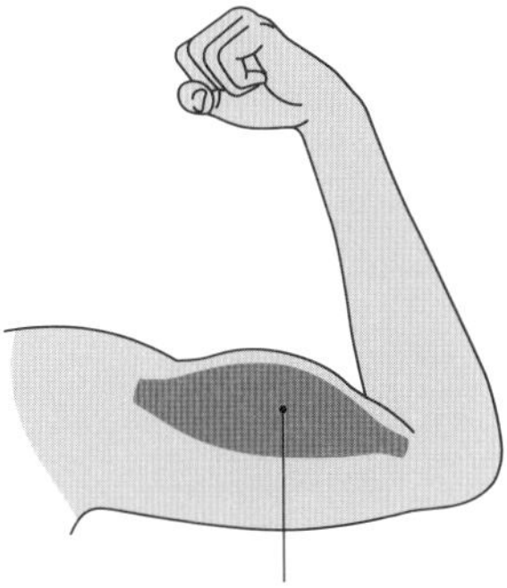

彎曲關節時使用屈肌。

伸肌

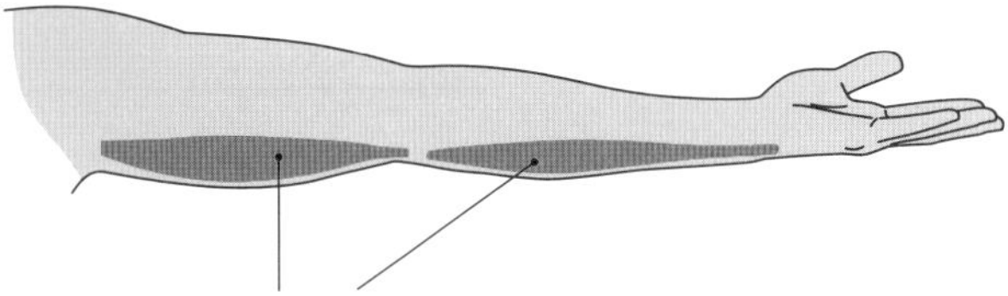

伸展關節時使用伸肌。

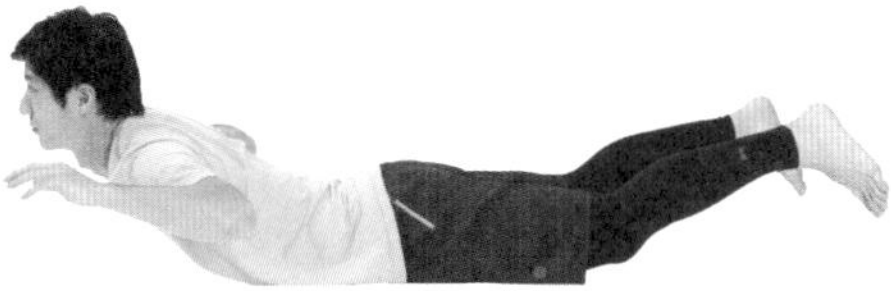

鍛鍊屬於屈肌的腹肌和胸肌之後，別忘
了也要記得鍛鍊屬於伸肌的背肌！

骨盆與健康、工作、運動表現的關係

誠如前述，男性由於受荷爾蒙影響，肌肉和關節偏硬，骨盆本身也容易僵硬，因此容易歪斜。有許多男性苦惱於腰痛問題，也是因為直接受到僵硬的骨盆對身體所造成的衝擊。

為此，我認為事業心強的男性，更應該有意識地讓骨盆周遭的肌肉和關節保持柔軟，並維持彈力，以確保骨盆不歪斜。

骨盆形狀正常，身體的姿勢就能變好，肌肉也能免於無謂的緊繃，身體亦不容易疲累。除此之外，還能讓內臟發揮良好功能，如此一來，即使因加班或應酬累積壓力，也能在經過一晚睡眠就消除壓力。

一舉三得！骨盆回正之後的好處

此外，由於骨盆（薦骨）和頭骨（蝶骨）連動，骨盆形狀正常就能使頭腦清晰、注意力集中，進而提升工作效率。而工作表現進步，連帶就能使下班後的生活也過得精彩充實，更有時間積極從事個人興趣和運動，可謂一舉三得！

最後說到運動，男性朋友尤其容易因為年輕時的良好表現，而在上了年紀後過度逞強，進而容易受傷。

事實上只要骨盆形狀正常，就能讓身體重心保持在相同位置、髖關節可動範圍變得更廣、肩胛骨能靈活運動等，這些正面影響不僅能提升運動表現，還能降低受傷或運動傷害的風險，讓你不用逞強而是「真的很擅長運動」！

骨盆回正之後，就可以…

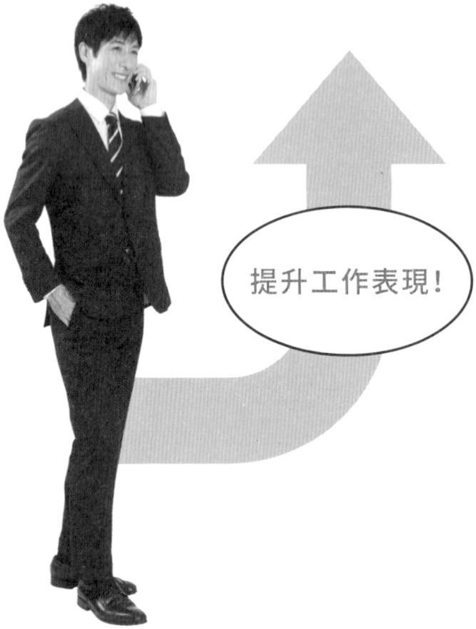

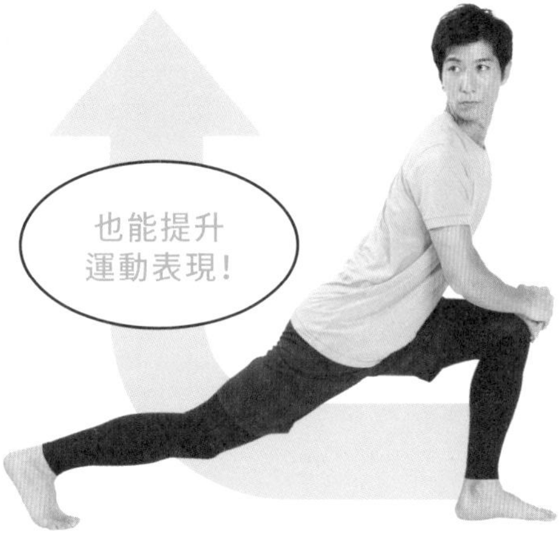

自我檢視！7大骨盆歪斜類型

骨盆歪斜有很多種類型，不過基本上造成歪斜的主因有三個：❶日常生活中的習慣；❷過往的運動習慣；❸過去病史（受傷或生病等）。

開始進行骨盆回正訓練前，請先找出自己骨盆歪斜的原因，接著確認歪斜的類型。確認歪斜類型的方法有：❶透過鏡子從不同角度檢視全身；❷為自己拍照；❸請他人觀看。

確認歪斜類型時，務必客觀檢視自己。此外，以下有各類型該注意的事項，也請一併確認。

TYPE

A 骨盆旋轉

➡P.73

髂骨移位的狀態。骨盆旋轉導致腰椎跟著旋轉，為了維持全身的平衡，最終胸骨也會跟著旋轉。

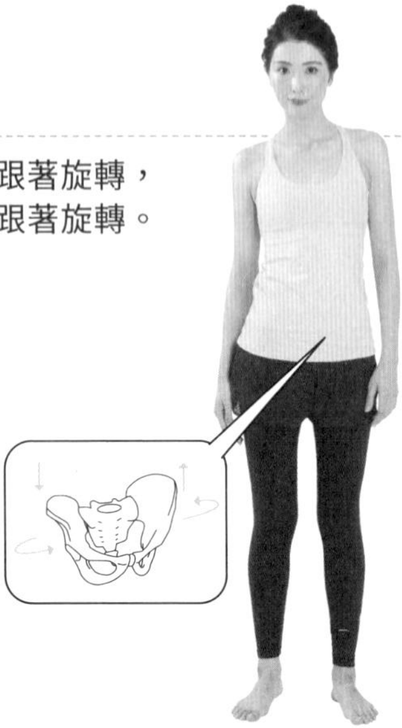

CHECK LIST

- ☑ 左右腳的腿長不同。
- ☑ 腰部凹陷處左右不對稱。
- ☑ 鞋子左右腳磨損狀態不同。
- ☑ 單側膝蓋和肩膀感到負擔。
- ☑ 吃飯時總是使用單邊咀嚼。
- ☑ 走路時左右步伐大小不同。
- ☑ 單腳跳時會偏離中心點。

TYPE

B 骨盆左右高度不同

➡P.74

骨盆一邊較高，另一邊較低的狀態。在這種狀態下，頸部和腰部也會跟著歪斜，造成肩膀僵硬和腰痛等症狀產生。

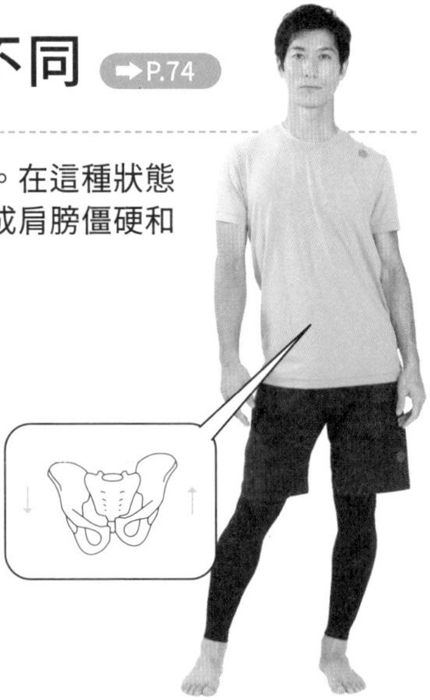

CHECK LIST

- ☑ 肩膀左右高度不同。
- ☑ 腰部凹陷處左右不對稱。
- ☑ 鞋子左右腳磨損狀態不同。
- ☑ 脊椎彎曲。
- ☑ 雙腳各自穿鞋的順暢度不同。
- ☑ 臉部左右不對稱。

TYPE

C 骨盆前傾

➡P.75

骨盆向前傾，會導致腰部呈反折狀態。這種歪斜類型容易出現在女性身上，對腰部、頸部、背部造成負擔，也會讓身體變形。

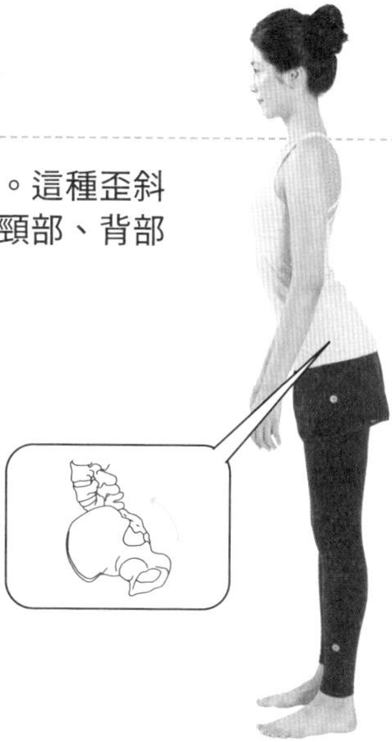

CHECK LIST

- ☑ 腳趾容易長繭。
- ☑ 腰痛。
- ☑ 靠牆站立時，腰部和牆壁之間大約有一個拳頭的縫隙。
- ☑ 身形纖瘦，但小腹突出。

TYPE

D 骨盆後傾

➡P.76

骨盆向後傾常見於身體僵硬的人身上。在骨盆後傾狀態時，爲了維持全身平衡，易造成駝背。

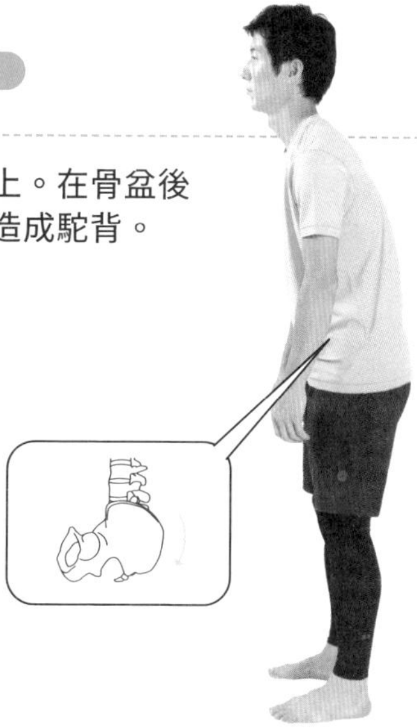

CHECK LIST

- ☑ 步伐短。
- ☑ 重心放在腳踝。
- ☑ 臀部下垂。
- ☑ 容易拇指外翻。
- ☑ 無法做出劈腿動作。
- ☑ 二頭肌鬆弛。
- ☑ 容易駝背。

TYPE

E 骨盆過寬

➡P.77

骨盆雖然可以自然張合，卻始終處於張開的狀態。這種類型常見於有生產經驗的女性。

CHECK LIST

- ☑ 下半身肥胖。
- ☑ 下腹容易突出。
- ☑ 容易變胖。
- ☑ 膝蓋和肩膀感到負擔。
- ☑ 容易水腫
- ☑ 平躺時雙腳腳趾自然朝外打開 90 度以上。

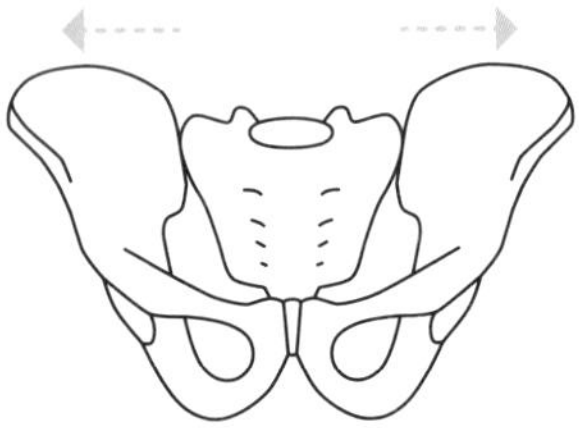

TYPE

F 骨盆狹窄

➡P.78

此為骨盆閉合的狀態。通常男性骨盆較狹窄，但如果過於狹窄，易累積精神壓力。

CHECK LIST

- ☑ 下半身纖瘦。
- ☑ 不易變胖。
- ☑ 容易焦慮。
- ☑ O 型腿。
- ☑ 脊椎彎曲。
- ☑ 失眠。
- ☑ 女性生理期不順等。

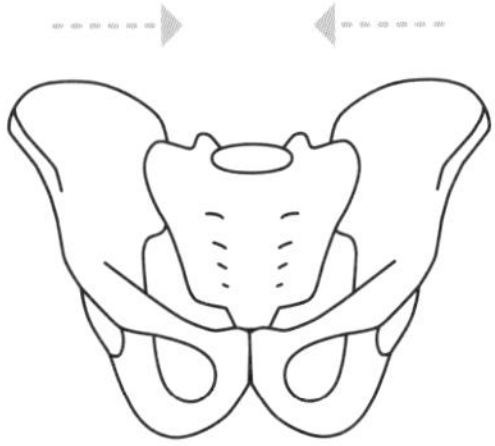

TYPE

G 骨盆左傾或右傾

➡P.79

此爲髂骨向前後移位的狀態。隨著骨盆移位，腰椎、頸椎也會跟著移位，進而造成肩膀僵硬、腰痛、頭痛。

CHECK LIST

- ☑ 翹腳時左右腳感受不同。
- ☑ 走路時腰帶會轉動。
- ☑ 肚臍不在中央。
- ☑ 左右兩邊側坐的感受不同。
- ☑ 轉頭時左右側的感受不同。
- ☑ 平躺時雙腳張開狀態不同。

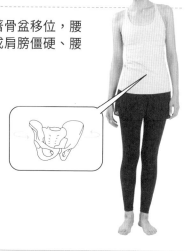

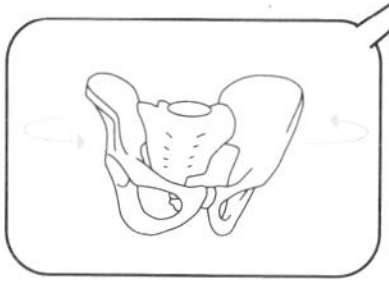

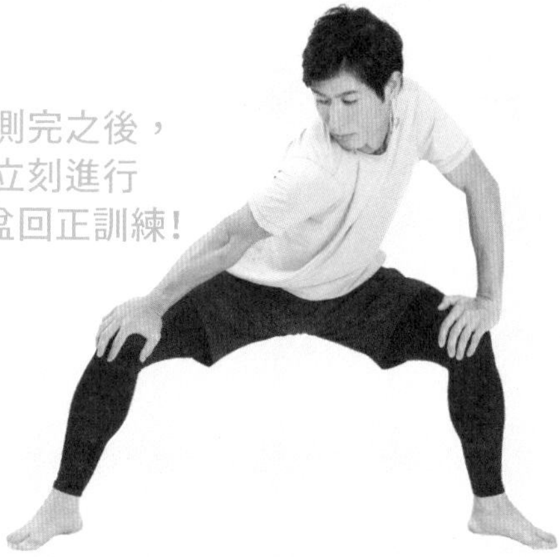

檢測完之後，
立刻進行
骨盆回正訓練！

針對不同歪斜類型的骨盆回正訓練

雖然歪斜分成七大類型，但事實上多數人都是「複合型的骨盆歪斜」，例如，骨盆旋轉同時骨盆的左右高度也不同。若是複合型的骨盆歪斜，請先找出歪斜得最嚴重的類型，並從最嚴重的地方開始校正。

與骨盆有關的肌肉多達三十處，其中與髖關節有關的肌肉則有二十三處，為此，只要進行各種運動來調整肌肉狀態，就能預防骨盆歪斜。例如，如果是骨盆後傾就可能會導致髂腰肌僵硬，這時就請以髂腰肌為目標做訓練，就能讓骨盆回到正確位置。總之，進行時請特別注意目標肌肉的訓練，將意識集中在該肌肉上。

TYPE

A

骨盆旋轉

雙手抱膝

左右各10秒 × 3組

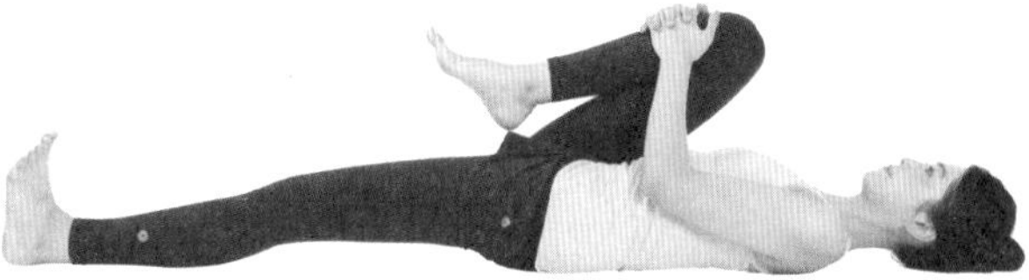

1 平躺，雙手環抱單腳膝蓋，背部完全貼地。

2 一邊吐氣，一邊緩慢地將膝蓋往胸部靠近。若其中一隻腳做起來較困難，該腳請重複多做幾次。

單腳斜前方前彎

左右各10秒 × 3組

1 抬頭挺胸，雙腳與肩同寬站立，單腳向前跨一步。

2 身體向前彎，如圖所示，雙手碰腳趾。若其中一隻腳做起來較困難，該腳請多做幾次。

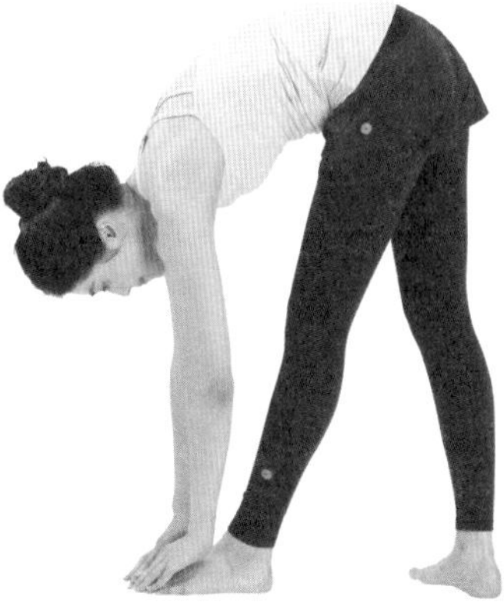

TYPE
B
骨盆左右高度不同

臀部走路

前進、後退各10步×3組

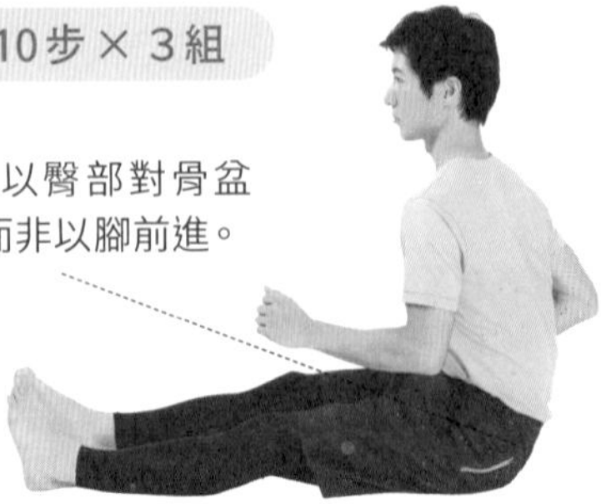

POINT 主要是以臀部對骨盆施力，而非以腳前進。

1 坐在地上，雙腿伸直併攏，腳趾朝上，挺胸坐直。

2 扭動腰部、臀部左右移動，以臀部的力量前進、後退；手肘彎曲，右臀和右手一起往前，再換左臀和左手往前。若太困難，可彎曲膝蓋進行。

單腳側開伸展

左右各10秒×3組

1 抬頭挺胸，站在椅旁，如圖所示，將腳放在椅上。

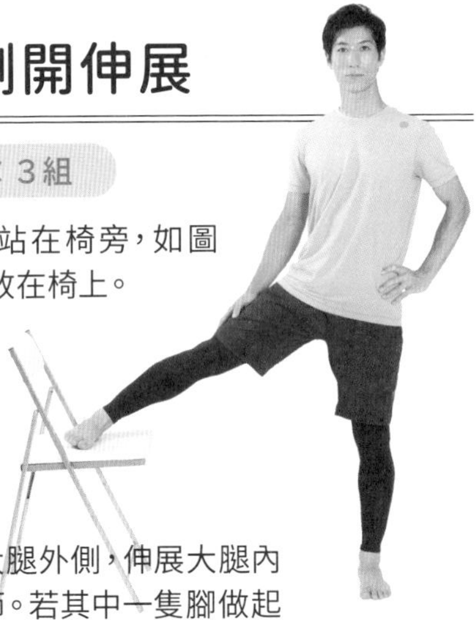

2 將手放在大腿外側，伸展大腿內側和髖關節。若其中一隻腳做起來較困難，可多重複做幾次。

TYPE C 骨盆前傾

毛巾墊腰趴躺

停留3～5分鐘

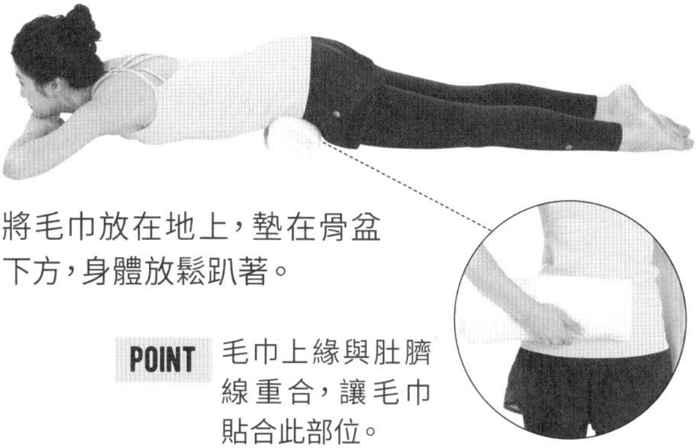

將毛巾放在地上，墊在骨盆下方，身體放鬆趴著。

POINT 毛巾上緣與肚臍線重合，讓毛巾貼合此部位。

前彎旋轉上半身

左右各10秒 × 3組

1 雙腳打開與肩同寬站立。

2 如圖所示，背部挺直，上半身往左前方旋轉、前彎。

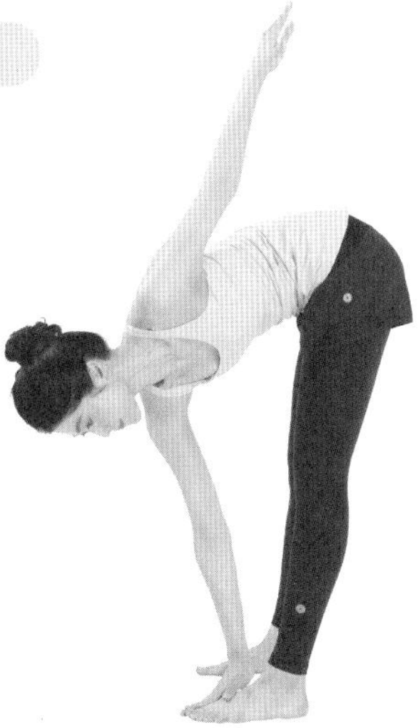

TYPE D 骨盆後傾

毛巾墊腰平躺

停留3～5分鐘

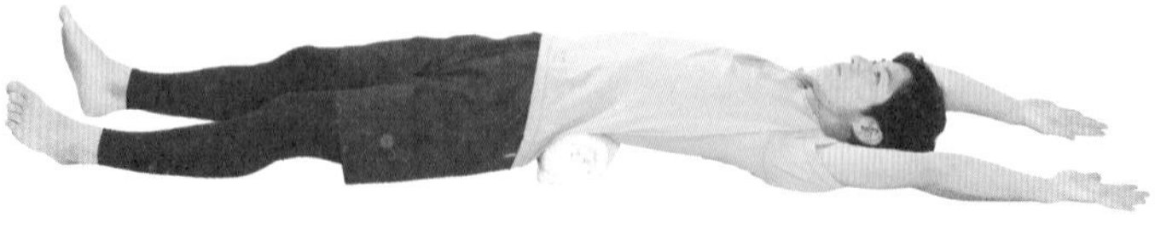

毛巾放在地上，墊在骨盆下方，雙手向上伸直，掌心朝上，放鬆平躺。

站姿後彎

10秒 × 3組

POINT 脖子不要用力。

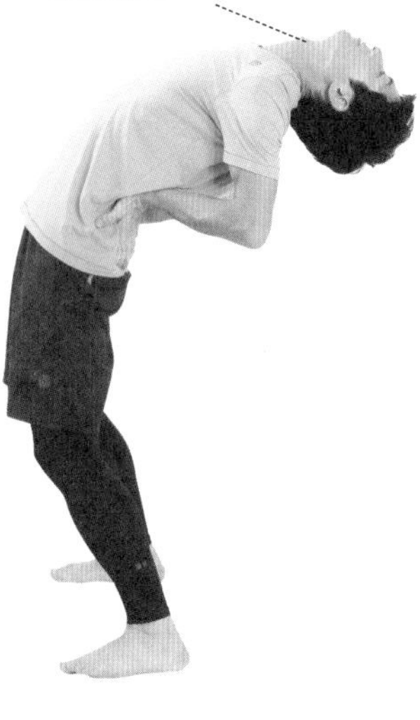

1 抬頭挺胸，雙腳打開與肩同寬站立。

2 雙手放在腰部後方，身體向後彎。下巴抬起，運用頭部重量將上半身往下彎。

毛巾墊腰內八平躺

停留3～5分鐘

POINT 掌心朝下，小拇指碰小拇指。

POINT 大拇趾碰大拇趾。

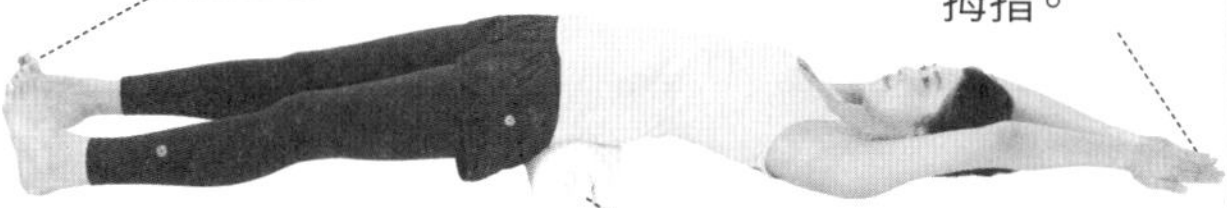

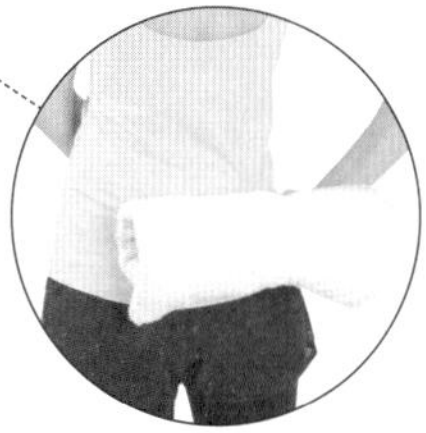

毛巾放在地上，墊在骨盆下方，雙手向上伸直。掌心朝下，雙手小拇指碰小拇指、雙腳大拇趾碰大拇趾，保持雙腳內八，放鬆平躺。

POINT 毛巾放在地上，毛巾上緣與肚臍線後方重合。

上半身後仰旋轉

左右各10秒 × 3組

1 雙腳打開與肩同寬，雙腳內八站立，抬頭挺胸。

2 雙手交握，向上伸展，同時扭轉上半身，依序往左右旋轉。

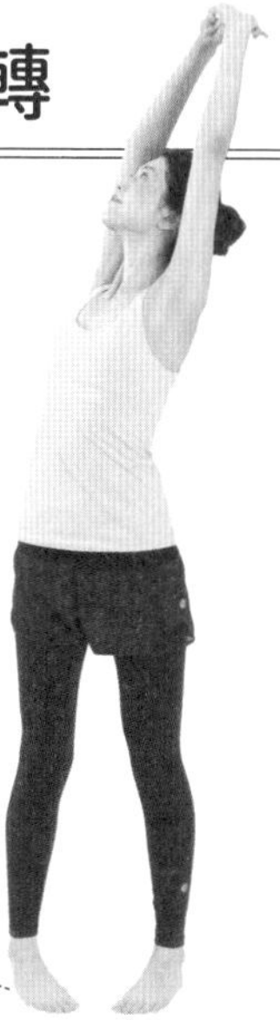

POINT 保持雙腳內八。

前彎抓腳踝

10秒 × 3組

POINT 盡量伸展背肌。

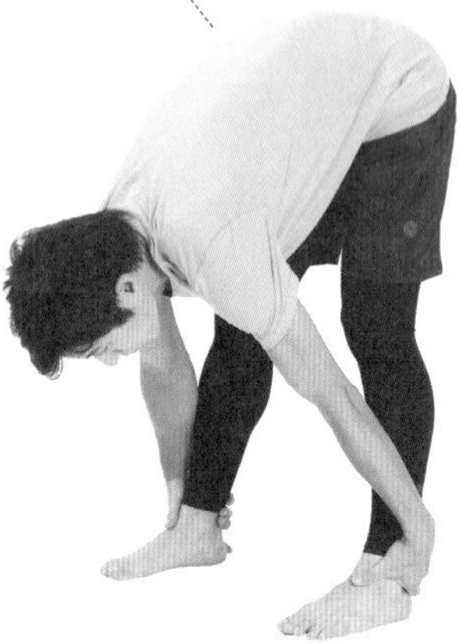

雙腳打開與肩同寬站立，上半身往前彎，雙手抓住腳踝。盡量伸展背肌，讓胸口靠近大腿處。

屈膝平躺伸展

10秒 × 3組

POINT 掌心朝上。

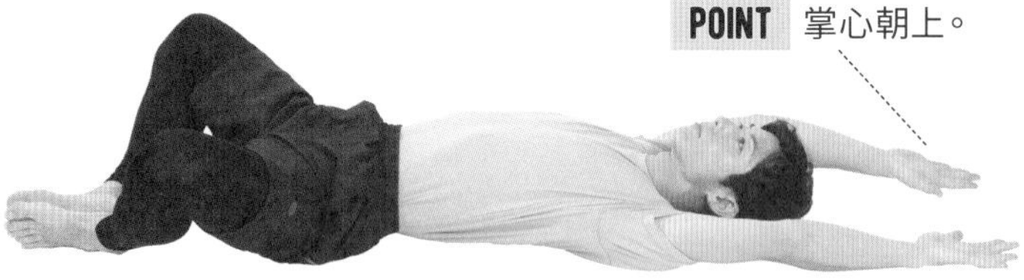

1 膝蓋彎曲平躺，雙手往上伸直，掌心朝上。

2 保持腳踝併攏，將膝蓋往兩側打開，伸展髖關節；在能力所及之內盡量向外打開即可，不要勉強。

TYPE F 骨盆狹窄

TYPE G

骨盆左傾或右傾

屈膝側坐

左右各10秒 × 3組

挺胸跪坐，保持腿部放鬆，側坐。左右兩邊都坐坐看，若其中一側坐起來較困難或不舒服，該側請多重複坐幾次。

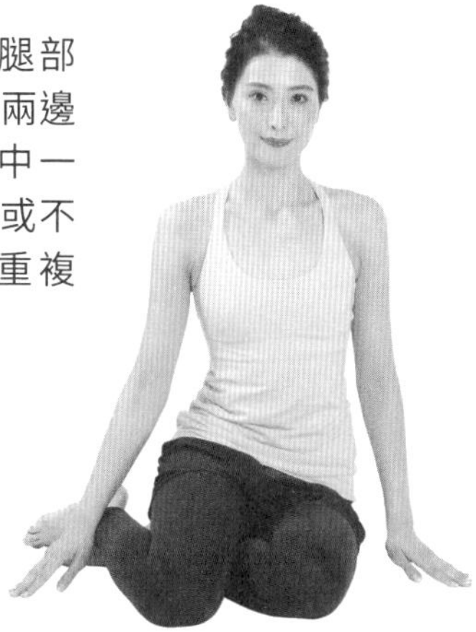

躺姿膝蓋左右傾倒

左右各10秒 × 3組

POINT 肩膀不離地。

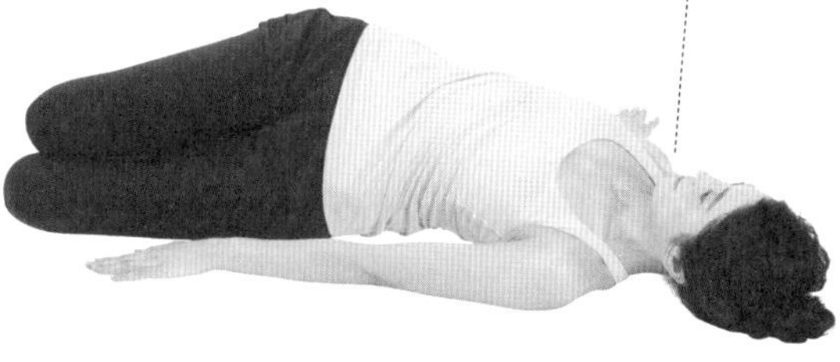

1 平躺，膝蓋彎曲併攏。

2 慢慢地將併攏的膝蓋往左或右傾倒，過程中肩膀不可離地；在能力所及之內盡量傾倒即可，不要勉強。

column 1

睡相差的人，比較不易有腰痛問題？

你的睡相好嗎？已經不是小孩了，「睡相差」會給人不好的印象，但其實睡覺「翻身」所造成的睡相差，對身體來說相當重要。翻身能促進血液循環、減輕身體的負擔，還能調節體溫和濕氣。更重要的是，翻身能幫助自癒修復力發揮作用，進而校正骨盆和歪斜的身體。

雖然目前有很多種說法，不過據說睡相好、不常翻身對身體並不好，甚至還會引起腰痛等問題。在六至七小時的睡眠中，睡相好的人其內臟會壓迫到腰部，使骨盆周遭的血液循環停滯，持續對腰部造成負面影響。

如果你有這方面的困擾，建議你選擇適合自己的寢具，並進可能增加睡眠中翻身的次數。

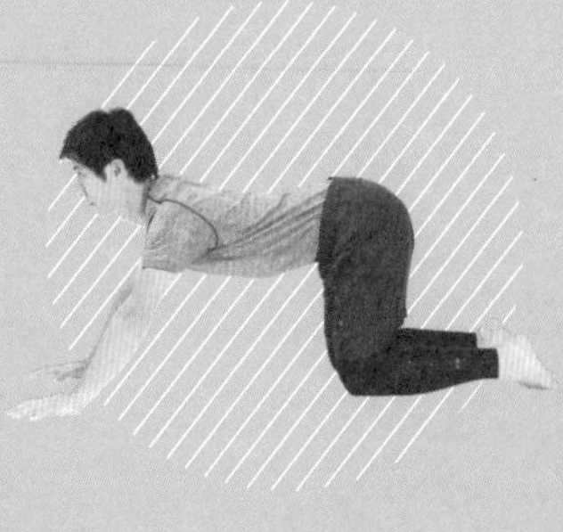

第 3 章

改善各種身體不適的
對症骨盆回正訓練

本章將介紹些一系列的「骨盆回正伸展」和「肌肉訓練」，幫助各位徹底改善腰痛、肩膀僵硬、頭痛、疲勞、失眠等日常生活中常見的各種身體不適問題。

改善腰痛問題

腰痛可分為「急性腰痛」和「慢性腰痛」，其中急性腰痛就是俗稱的「閃到腰」。無論是急性或慢性，腰痛的主要原因是腰部周圍的肌肉疲勞，而引發肌肉疲勞的原因則多半來自於骨盆歪斜。為此，伸展腰部至背部的肌肉，就能調整骨盆歪斜，進而改善腰痛。

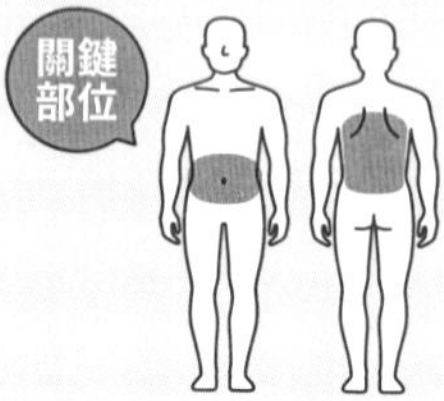

屈膝左右扭腰

每次停留10秒×左右各5次

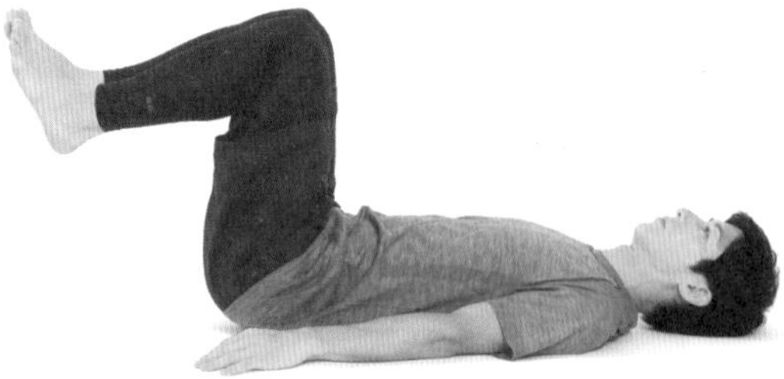

1 平躺雙腳抬高，髖關節和膝蓋彎曲呈90度，雙手掌心貼地。

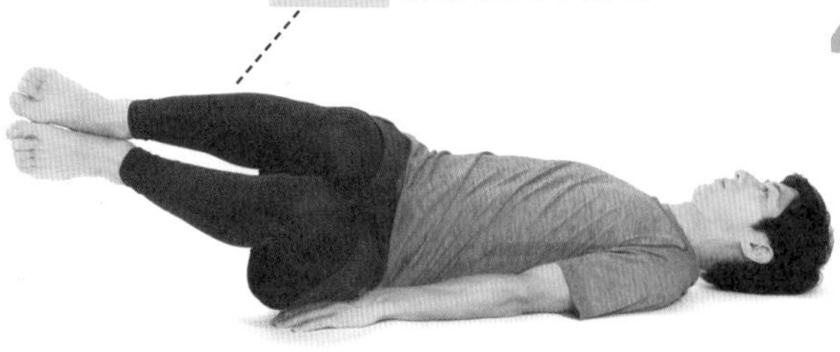

POINT 腿部懸空不落地。

2 上半身保持不動，將腰部向左轉，讓雙腿盡可能靠近地面。

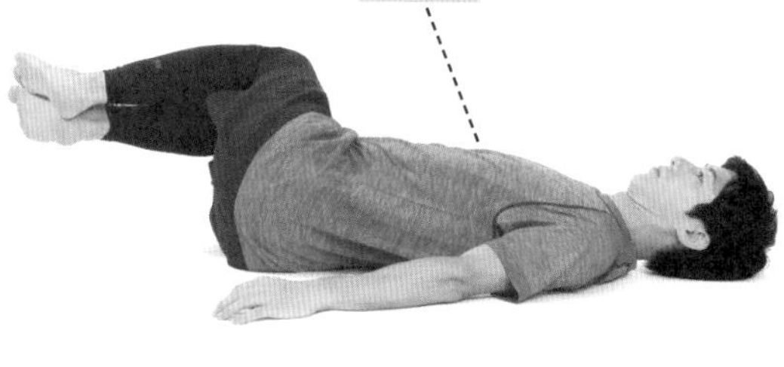

POINT 過程中雙肩不離地。

3 換邊，以相同方式將腰部向右轉。慢慢轉動，不要利用反作用力。

貓牛式伸展

每次停留10秒×5次

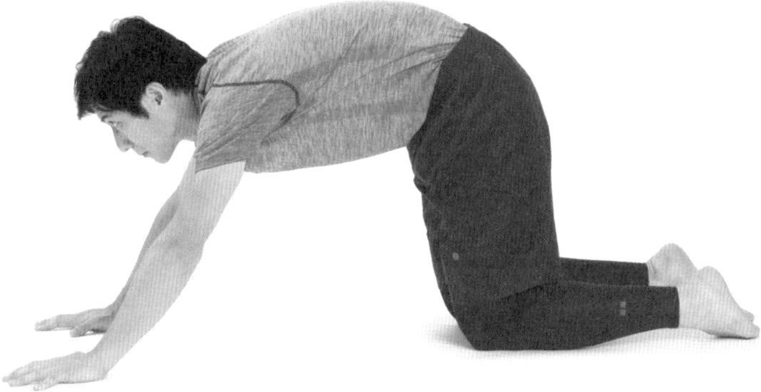

1 雙手與雙腳與肩同寬，四足跪地，呈爬行姿勢，以胸口為中心弓起背部，此為貓式。

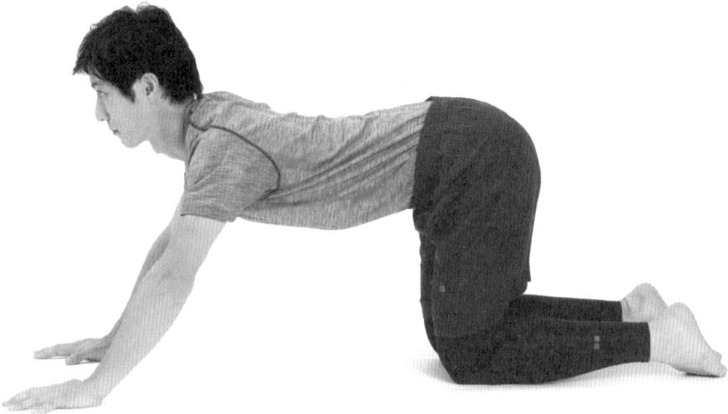

2 抬起臉部，以臀部突出的方式將背部下凹，此為牛式。貓、牛式各停留 5 秒為 1 次。

改善肩膀僵硬

大約七成的日本人都有肩膀僵硬的問題，而造成肩膀僵硬的最大原因，來自背部弓起的不良姿勢，也就是「駝背」。事實上，駝背是身體核心的骨盆歪斜所引起的問題，所以比起按摩肩膀，伸展緊縮的胸肌、腹肌、大腿肌，更能有效改善姿勢和肩膀僵硬的問題。

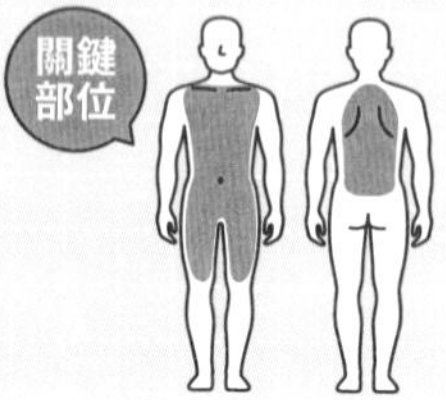

平躺一字撐腰伸展

每次停留 10 秒 × 3 次

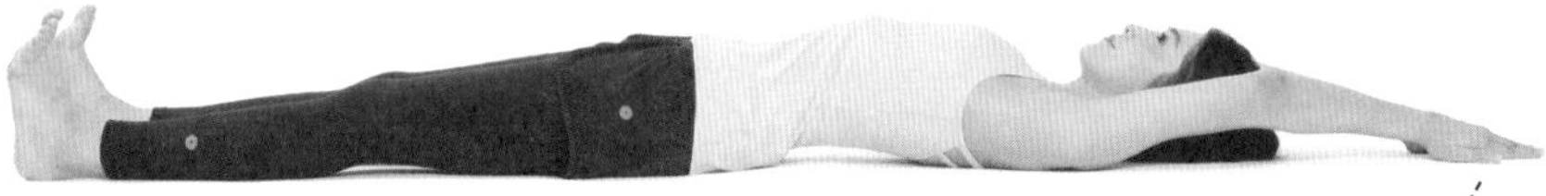

1 平躺，雙手向上伸直，掌心朝下貼地。

POINT 雙手小指併攏，可收緊肩胛骨，並藉此舒緩胸肌。

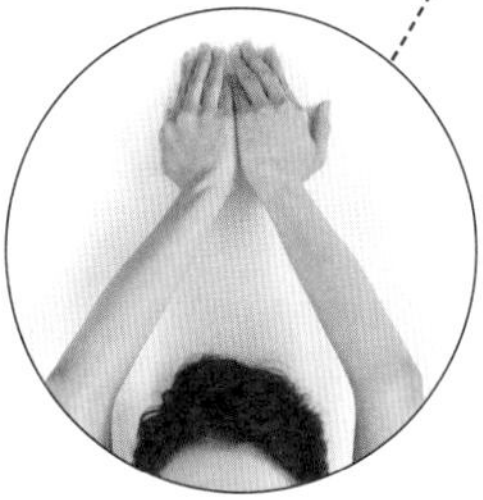

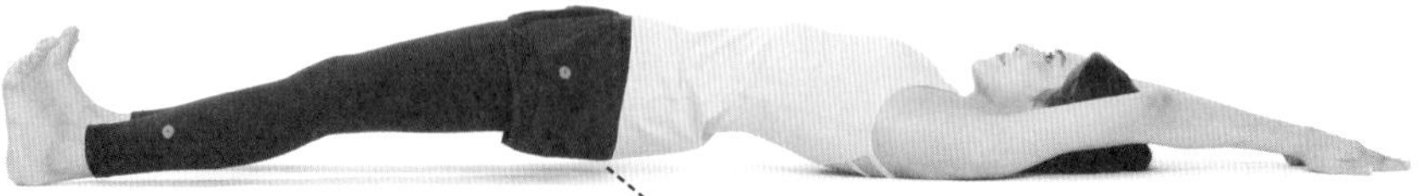

2 保持手掌、背部、腳踝完全貼地，將腰部撐起。

POINT 臀部收緊。

⇩ 跪姿上身後仰

每次停留10秒 × 3次

1 跪坐，雙手指尖朝後、掌心貼地撐在後方，上半身後仰。

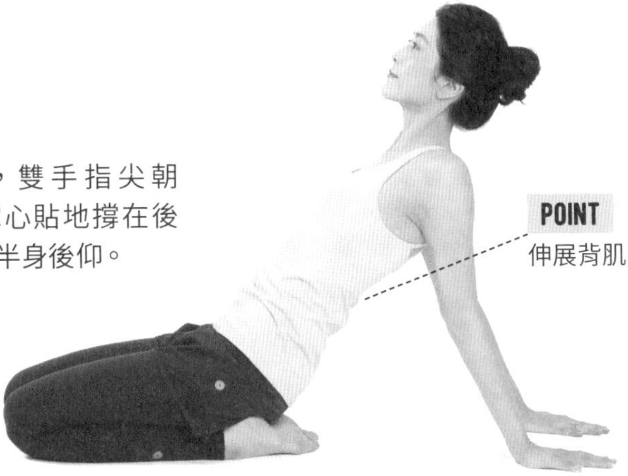

POINT 伸展背肌。

2 腰部往斜上方抬起，將上半身向上抬高。

POINT 下巴抬起。

POINT 腰部到頭部呈一直線。

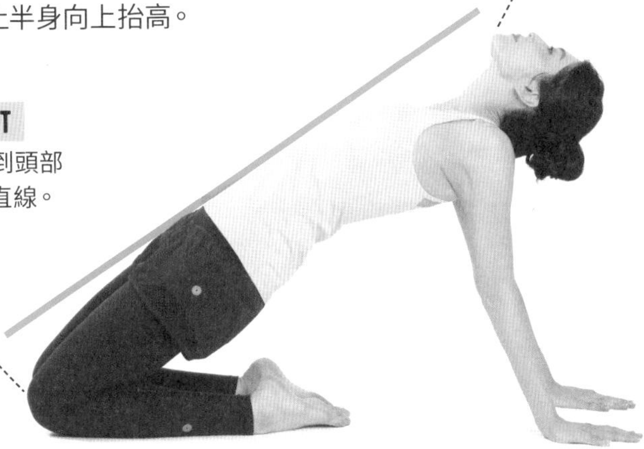

緩解緊張型頭痛

造成頭痛的原因很多，但其中也有許多不明原因的頭痛，這類頭痛都是緊張型頭痛，主要起因於肩頸僵硬、眼睛疲勞等所造成的血液循環停滯，導致頭骨周遭的肌肉變僵硬所致。當骨盆回正之後，就能改善全身血液循環，進而緩和這類緊張型頭痛。

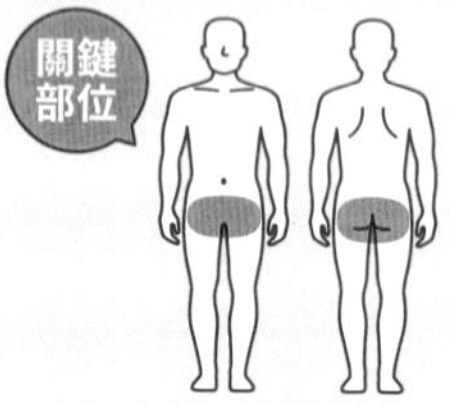

單腳立膝內倒

每次停留10秒×左右各3次

1 平躺，雙手掌心貼地，雙腳打開，立起右腳。

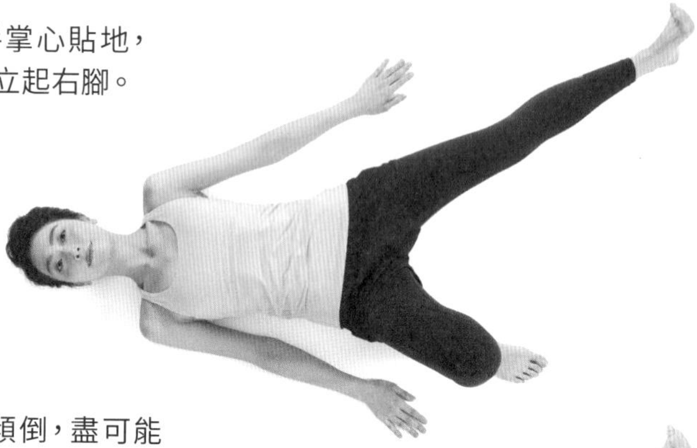

2 右膝往內傾倒，盡可能讓大腿貼合地面，同時臉部往右轉。完成後換邊，以相同方式進行。

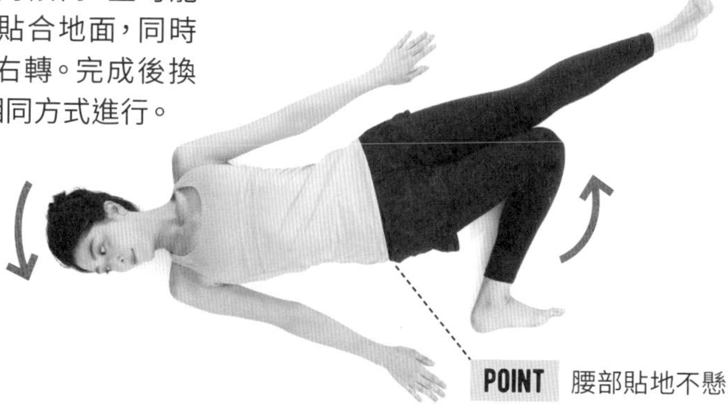

POINT 腰部貼地不懸空。

⇩ 坐姿上身扭轉

每次停留10秒 × 左右各3次

1 抬頭挺胸，坐在椅上，雙手向前伸直，於胸前交握；接著，上半身往左轉的同時，雙腿也往右轉。

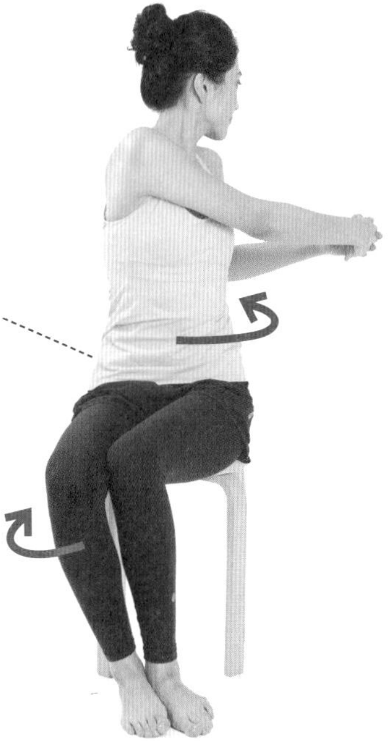

POINT 注意側腹，是以腰部為中心緩慢轉動。

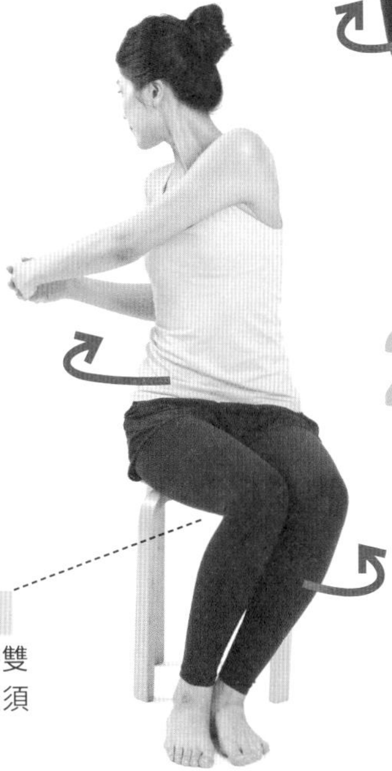

2 轉回正面，換邊進行，改將上半身往右轉、腿部往左轉。

POINT 轉動時雙腳膝蓋須併攏。

舒緩眼睛疲勞

眼睛疲勞是因為眼睛過度使用，造成支撐眼球的肌肉和對焦時使用的肌肉感到疲勞。此外，骨盆歪斜會引起頭骨歪斜，進而壓迫到視神經。為此只要舒緩頸部肌肉，讓頭骨的骨縫放鬆，就能活絡血液循環和神經傳導，舒緩眼睛疲勞。

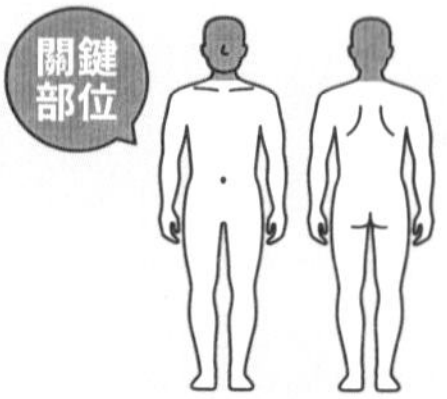

頸部運動

每次停留 10 秒 × 左右各 3 次

1 抬頭挺胸站立，雙手叉腰。上半身稍微後仰，抬起下巴，看向天花板。

2 保持下巴抬起，看向左斜上方。接著換邊，以相同方式看向右斜上方。

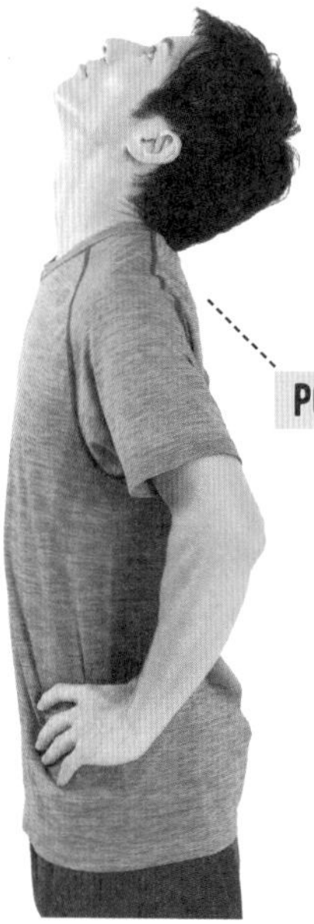

POINT 肩膀放鬆，注意不可以聳肩。

POINT 進行時保持下巴抬起。

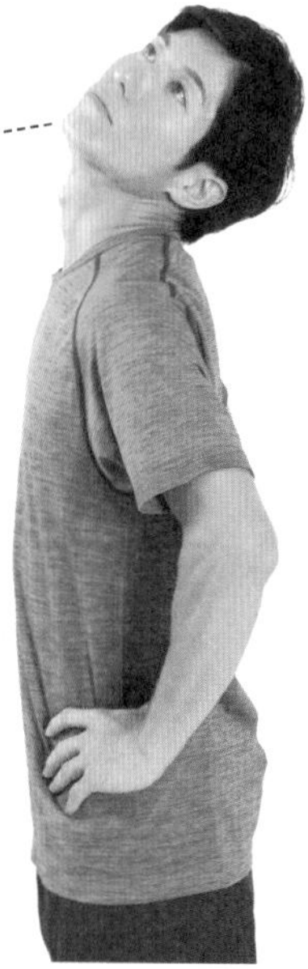

頭骨按摩

每次停留10秒× 左右各3次

POINT 用大拇指、中指、無名指按壓額頭。

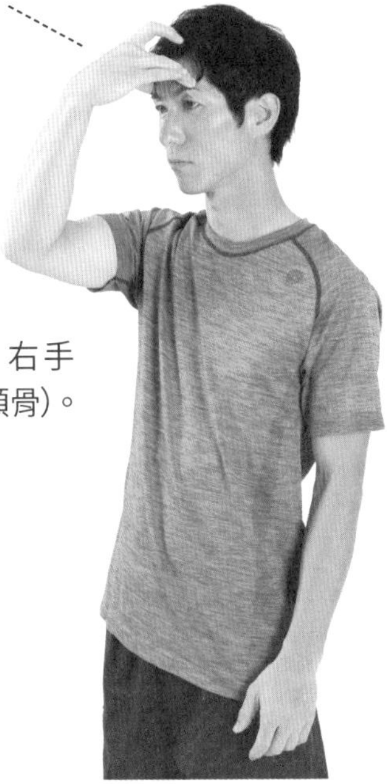

1 抬頭挺胸站立，右手按壓眉尾上方（額骨）。

POINT 放鬆頭骨的骨縫。

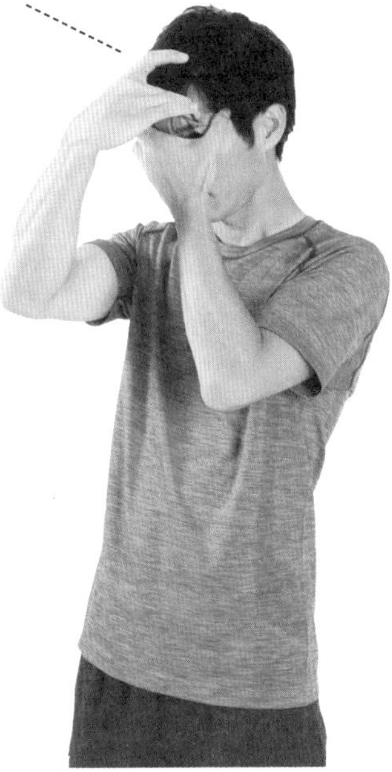

2 接著，再用左手的大拇指、中指、無名指按壓太陽穴（蝶骨），接著，將右手往左移動、左手往右移動。回到原位，再將右手往右移動，左手往左移動，雙手來回按摩頭骨。

改善失眠問題

當身體從交感神經掌控的興奮狀態，切換至副交感神經掌控的休息狀態時，就會感到睡意。為此，進行以骨盆周圍為主的全身肌肉放鬆，就能有效幫助這個轉換過程順暢運作。尤其是放鬆容易收縮的屈肌，更可以讓身心徹底放鬆，一覺好眠。

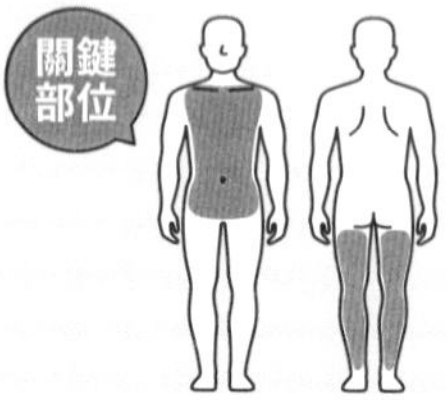

上半身後仰

每次停留 10 秒 × 3 次

雙腳打開與肩同寬站立，雙手交握伸直，慢慢地往頭部上方伸展，再慢慢將上半身後仰，停留。

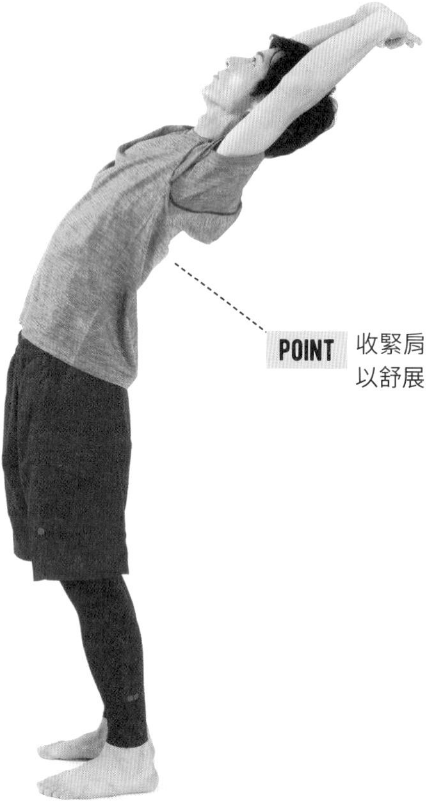

POINT 收緊肩胛骨，以舒展胸肌。

屈肌伸展

每次停留 10 秒 × 左右各 3 次

雙手叉腰，抬頭挺胸站在椅前，如圖所示，將右腳放在椅上，停留 10 秒再換左腳。

POINT 將膝蓋下壓。

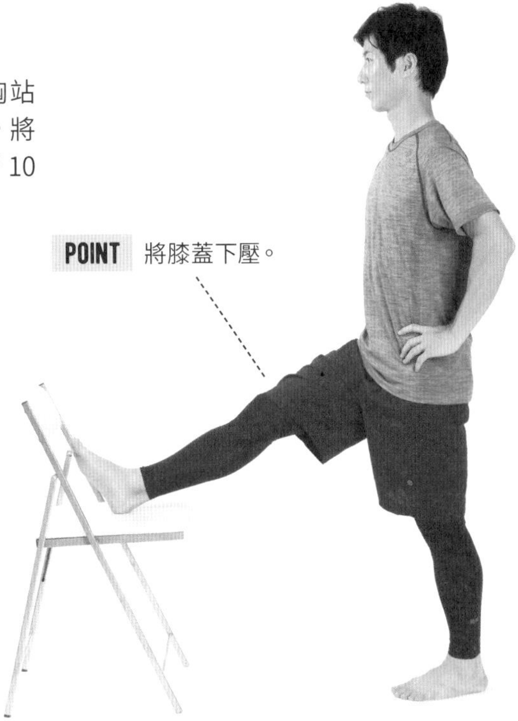

HARD

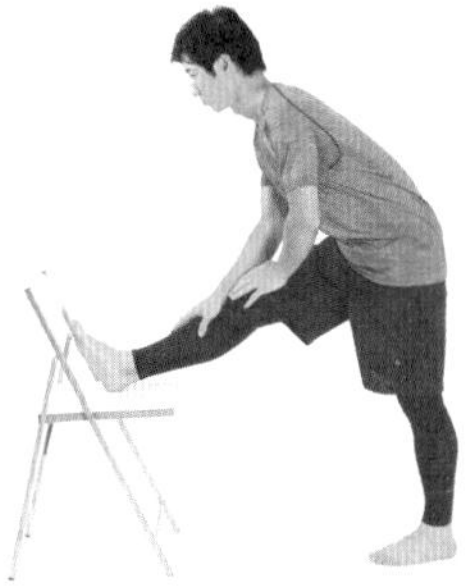

上半身往前彎

如圖所示，挺胸站在椅前，右腳放在椅上。接著，上半身向前彎，同時用雙手按壓膝蓋和大腿停留 10 秒。完成後再換左腳，以相同方式進行。

舒緩壓力疲勞

頸部到肩胛骨周圍的狀態，最容易反映出精神狀況如何。若感到壓力，頸部到肩胛骨都會變得十分僵硬，以致全身委靡不振。此外，薦骨歪斜會造成精神狀況不穩定，為此務必經常做骨盆回正訓練，做好身體保健。

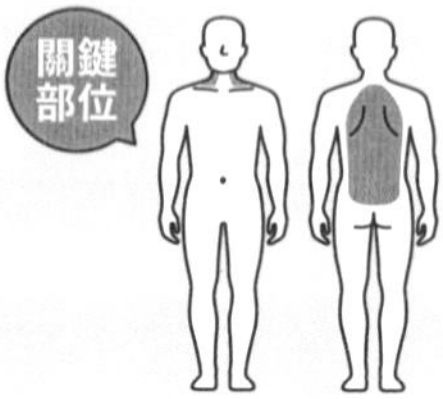

簡易魚式

每次停留10秒×3次

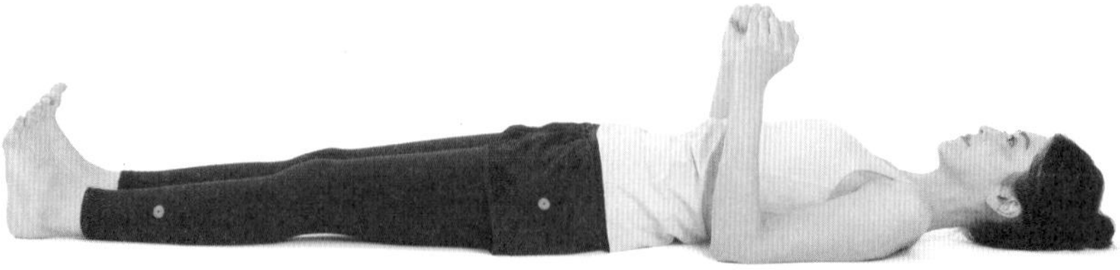

1 平躺，雙手彎曲立起，手肘碰地。

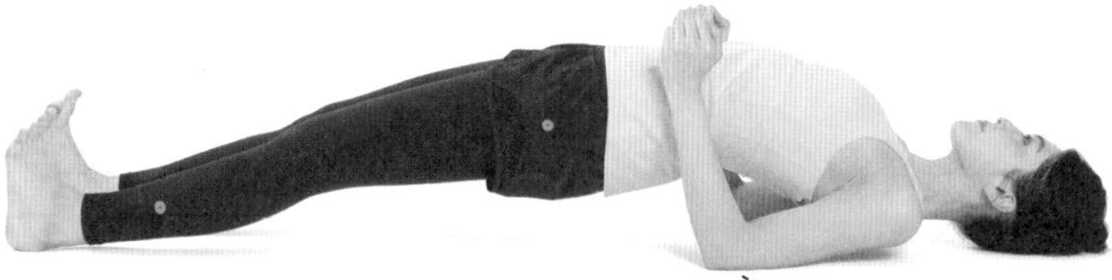

2 手肘出力，將上半身向上抬起。若頭部或手肘感到疼痛，可在瑜伽墊或床上進行。此動作的重點在於撐起胸部，如果覺得很困難，也可在臀部下方墊毛巾或抱枕，單純將胸部抬起即可。

POINT
以手肘和頭部支撐上半身。

頸部左右伸展

每次停留10秒×左右各3次

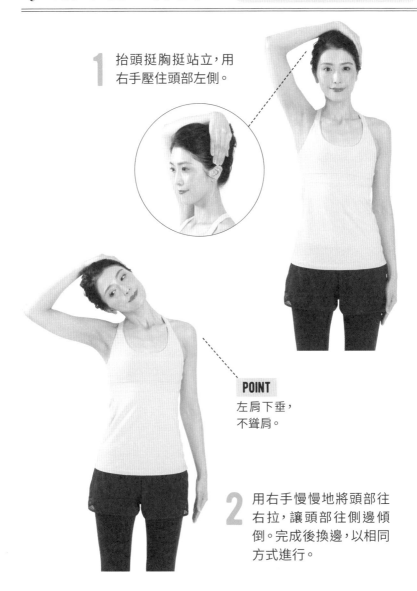

1 抬頭挺胸挺站立，用右手壓住頭部左側。

POINT
左肩下垂，
不聳肩。

2 用右手慢慢地將頭部往右拉，讓頭部往側邊傾倒。完成後換邊，以相同方式進行。

改善高血壓

患有高血壓者，多半都有肌肉僵硬的問題。由於放鬆骨盆周圍的大塊肌肉能改善血液循環，因此有易於血壓下降。另外，肌肉僵硬也會讓韌帶容易僵硬，所以放鬆手腕和腳踝等關節，也有助於改善。

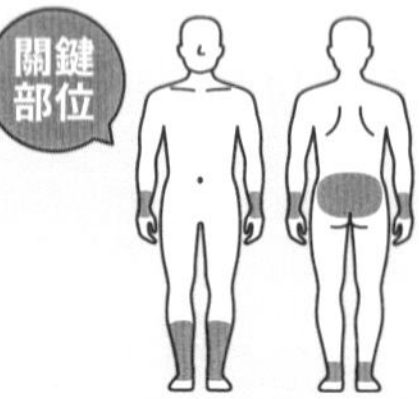

擺手上半身扭轉

進行30秒

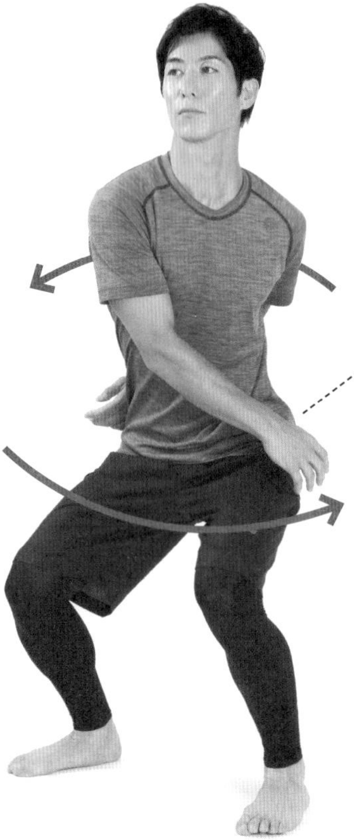

抬頭挺胸，雙腳打開略比肩寬站立，再微彎膝蓋蹲下。下半身保持不動，雙手放鬆往下垂放，大幅往左、右轉動上半身。

POINT 手臂放鬆，隨著上半身的轉動來擺動雙手。

腳踝放鬆伸展

進行30秒

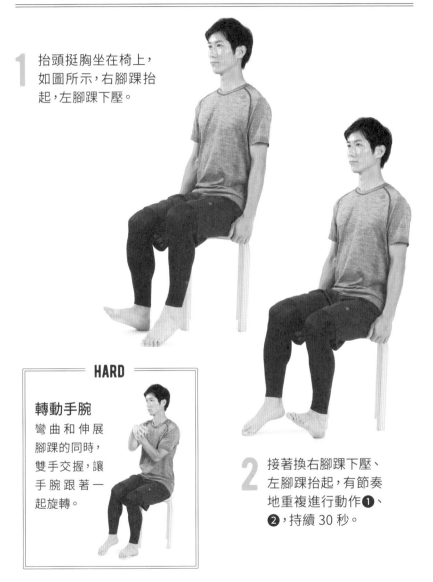

1 抬頭挺胸坐在椅上，如圖所示，右腳踝抬起，左腳踝下壓。

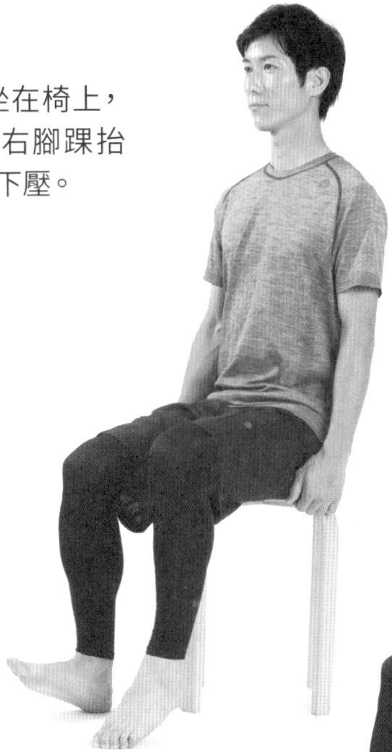

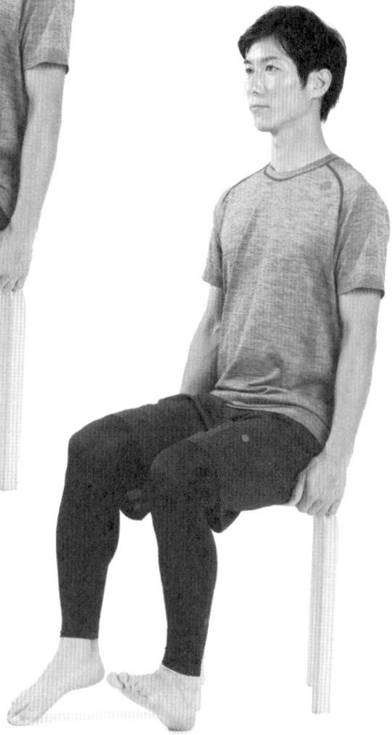

HARD

轉動手腕

彎曲和伸展腳踝的同時，雙手交握，讓手腕跟著一起旋轉。

2 接著換右腳踝下壓、左腳踝抬起，有節奏地重複進行動作❶、❷，持續 30 秒。

緩解宿醉

中醫的觀點認為「肝臟掌控肌肉」。由於肝臟和肌肉息息相關，所以只要放鬆骨盆周遭的大肌群，就能調整肝功能。此外，放鬆與肝臟經絡連接的大腿內側肌肉和腳拇趾，也能改善嘔吐等宿醉症狀。

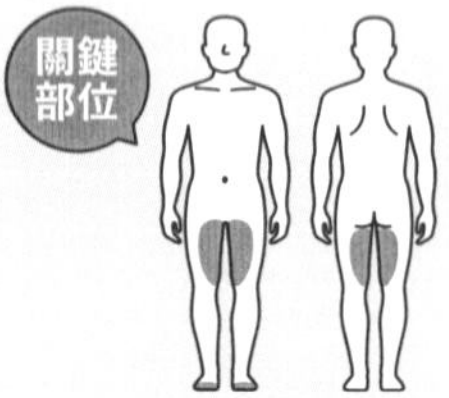

轉動大拇趾

左右腳各30次

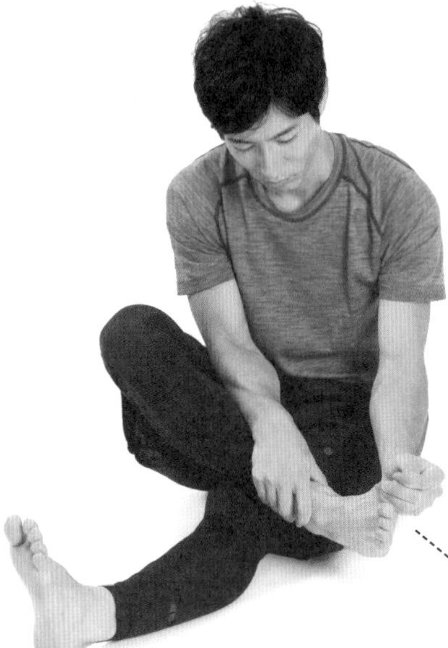

坐在地上，右腳盤起，用雙手將右腳拉近至面前，再以左手抓住腳拇趾旋轉（往右轉 30 次，往左轉 30 次）。接著換左腳，以相同方式進行。

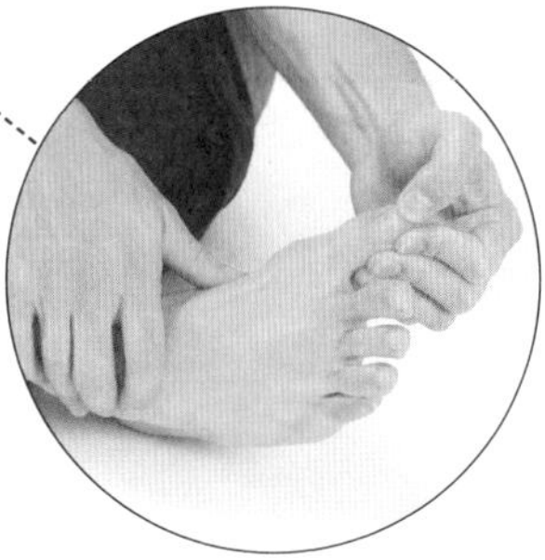

POINT 腳拇趾有肝臟經絡通過，尤其右腳拇指上有肝臟的穴道，認真轉動放鬆，絕對會有幫助。

⇩ 肝臟經絡伸展

每次停留10秒×左右各3次

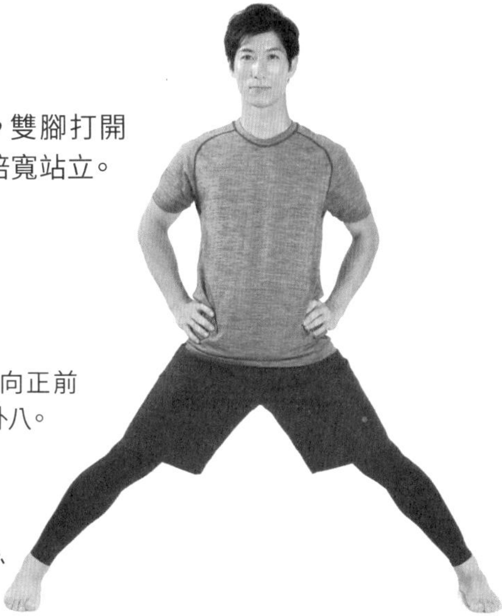

1 抬頭挺胸，雙腳打開為肩膀兩倍寬站立。

POINT 腳趾朝向正前方，不外八。

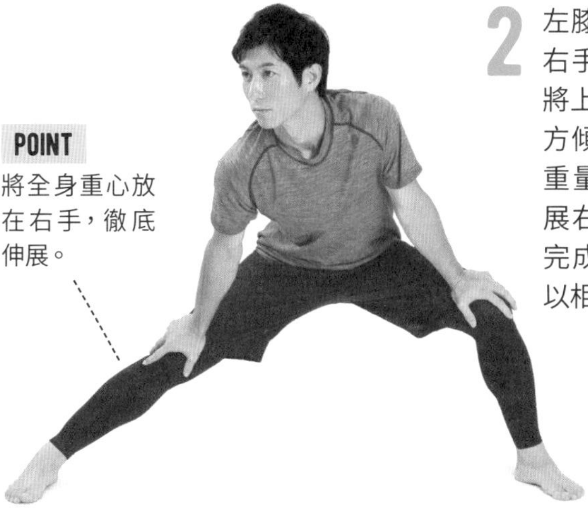

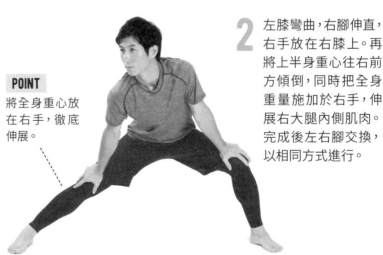

2 左膝彎曲，右腳伸直，右手放在右膝上。再將上半身重心往右前方傾倒，同時把全身重量施加於右手，伸展右大腿內側肌肉。完成後左右腳交換，以相同方式進行。

POINT 將全身重心放在右手，徹底伸展。

促進新陳代謝

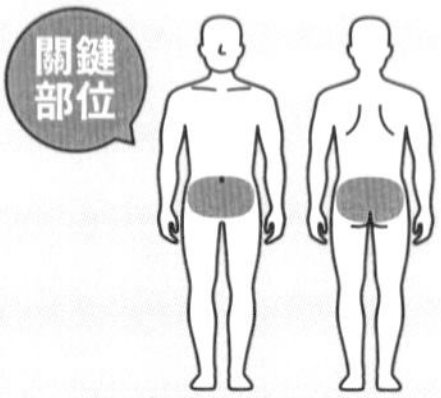

一旦骨盆歪斜，骨盆內的臟器就無法發揮原本的正常功能，這時鼠蹊部的血液和淋巴循環也會跟著停滯，造成代謝功能衰退，成為易胖體質。與此相對，骨盆回正、髖關節周圍變柔軟之後，就能有效提升代謝功能。

雙腳併攏&劈腿前彎

每次停留 10 秒 × 3 次

1 雙腳併攏，坐在地上，上半身向前彎，停留 10 秒後起身。

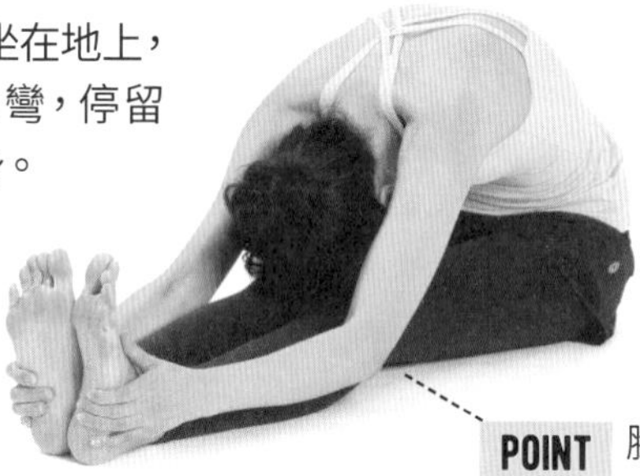

POINT 膝蓋伸直，盡可能彎曲上半身即可，不要勉強。

2 雙腳打開，坐在地上，上半身向前彎，停留 10 秒後起身。

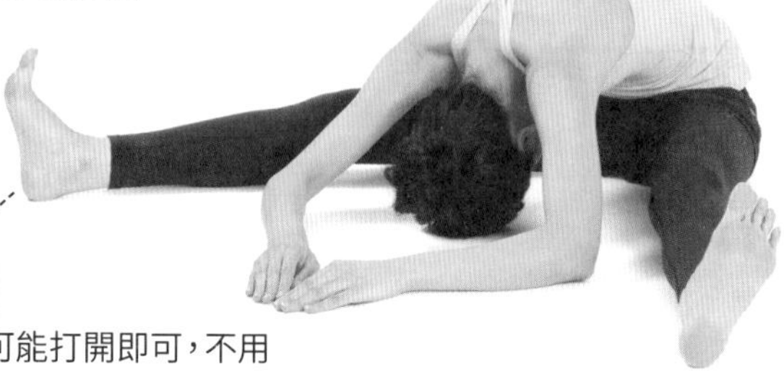

POINT 雙腳盡可能打開即可，不用勉強打得太開。

⇩ 躺姿開腳撐腰

每次停留10秒 × 3次

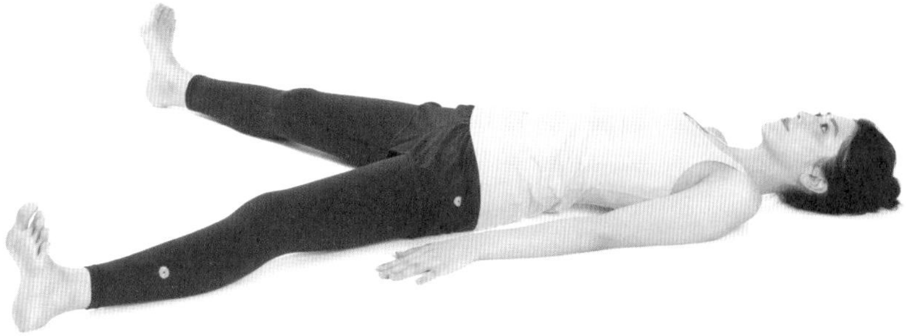

1 平躺，雙腳打開略稍比肩寬，雙手掌心貼地。

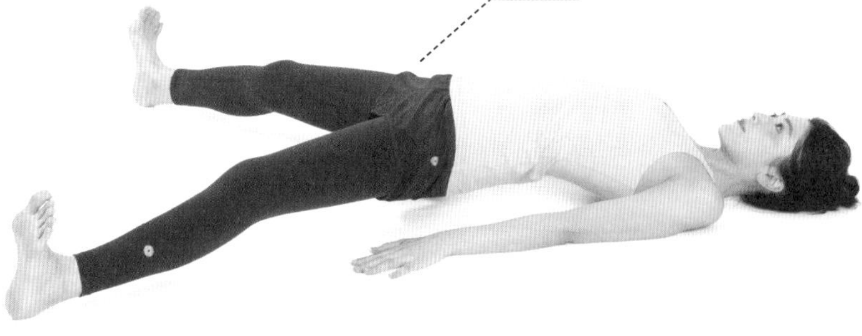

POINT 臀部收緊，保持張力。

2 肩膀、頭部、腳踝緊貼地面，以腳踝和手掌的力量將腰部撐起。

減少內臟脂肪

所謂的「內臟脂肪」是指內臟周圍的脂肪。由於荷爾蒙的影響，男性較容易堆積內臟脂肪，長久下來，甚至會引發各種生活習慣病。鍛鍊深層肌肉能減少內臟脂肪，而調整歪斜的骨盆則能提升新陳代謝，兩者相輔相成，就能有效減少內臟脂肪的囤積。

關鍵部位

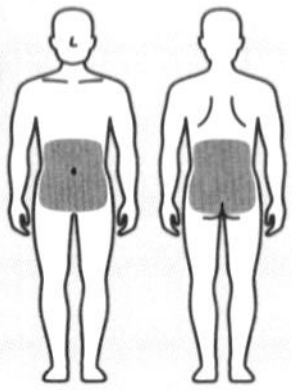

上半身後傾左右轉

左右邊各 10 次 × 3 組

1 抬頭挺胸坐在椅上，雙手放在後腦杓，上半身稍微往後傾，同時向左轉動。

2 保持上半身往後傾的姿勢，換向右轉動，左、右各轉 10 次為 1 組。

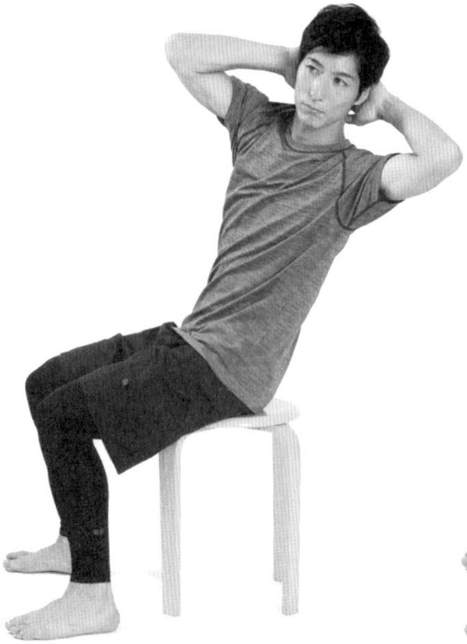

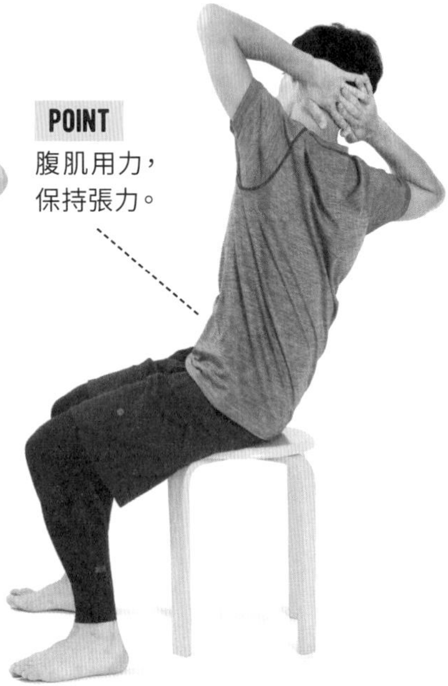

POINT

腹肌用力，保持張力。

雙腳懸空擺動

左右邊各10次×3組

1 抬頭挺胸坐在椅上，雙手抓住椅面，雙腳抬起懸空，膝蓋併攏，雙腳一起往左轉。

POINT 挺胸坐直。

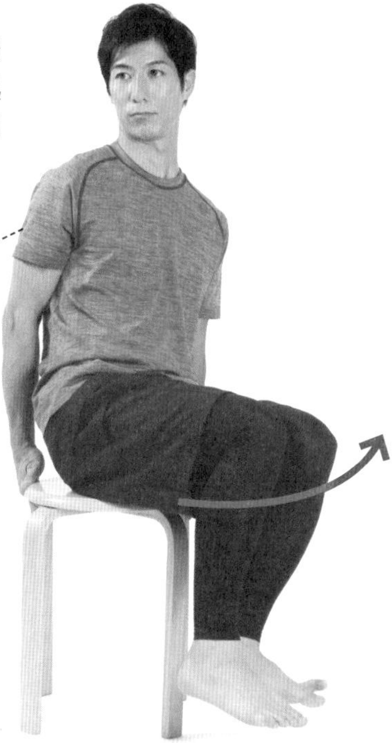

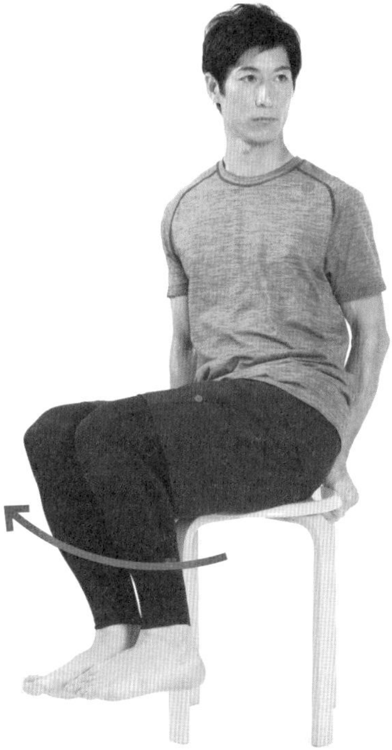

2 保持雙腳懸空，依相同方式往右轉。左、右各轉10次為1組。

column 2

眞人實證！骨盆回正後，身體柔軟度變好了！

工作時整天坐在椅上，老是感到腰痠背痛。打高爾夫球時不會感覺那麼痛，但是打完一場或隔天就會開始腰痛……。不過，開始做本書的骨盆回正訓練之後，我覺得自己身體各部位的柔軟度都變好了。這套伸展訓練不僅適合當作打球前的暖身運動，打完球之後做一遍也相當不錯！

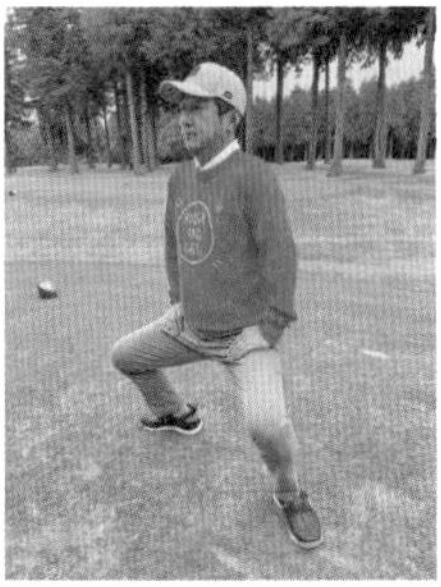

打高爾夫球會經常使用髖關節，本書的伸展對髖關節都很有幫助！

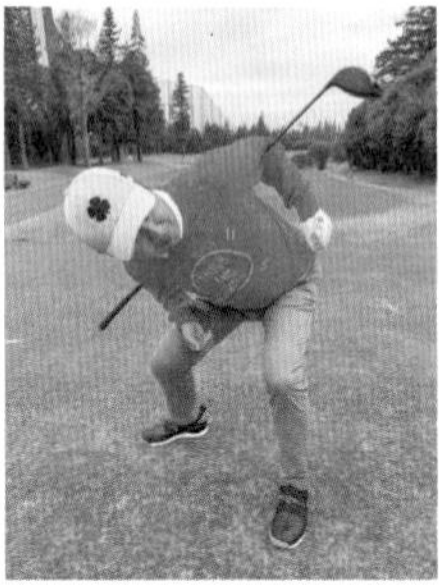

從背部側邊到臀部都伸展到了，非常適合作爲打球前的暖身運動。

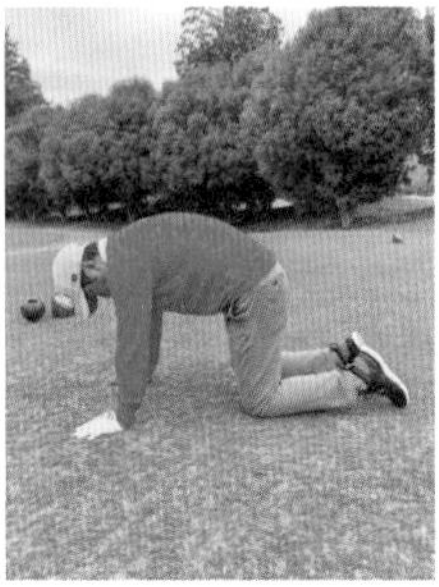

本書伸展很適合有腰痛問題的我。動作簡單，隨時隨地都能做，現在我每天都會做。

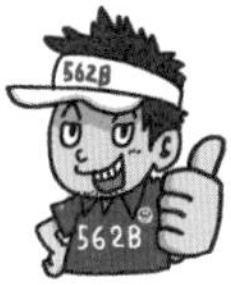

體驗者 **野村Takeo**

出身於京都府的插畫家。熱愛高爾夫球，每星期都會去球場報到。之前苦惱於開球距離不夠遠和高後旋量的問題，最近因爲改變揮桿動作而逐漸改善，目前差點爲9；也是Ameba官方認定的頂尖部落客。高爾夫笨蛋插畫家野村Takeo的高爾夫笨蛋故事：https://ameblo.jp/nom562b/

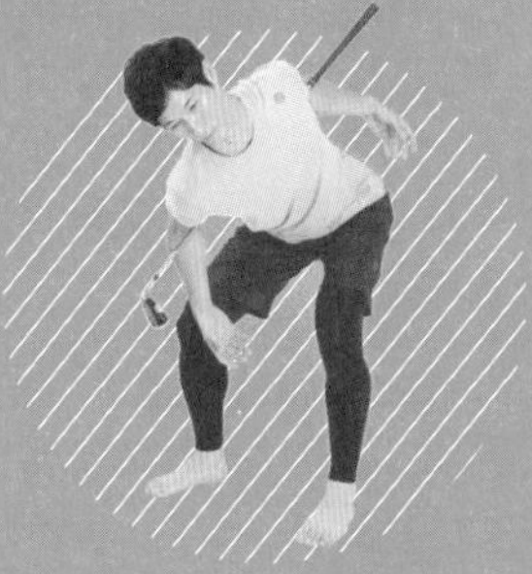

第 4 章

提升運動表現的
骨盆回正強化訓練

本章將介紹能提升高爾夫球、健走、慢跑、游泳、網球等運動表現的伸展運動和肌肉訓練。

高爾夫球

高爾夫球的揮桿動作，是在骨盆固定不動的狀態下轉動上半身，由於違反人體的自然動作，因此容易對腰部造成負擔。其次，由於此運動左右兩邊不平衡的揮桿動作，容易造成骨盆歪斜，為此，打完高爾夫球之後，務必好好伸展腰部至背部的肌肉，避免僵硬緊繃。

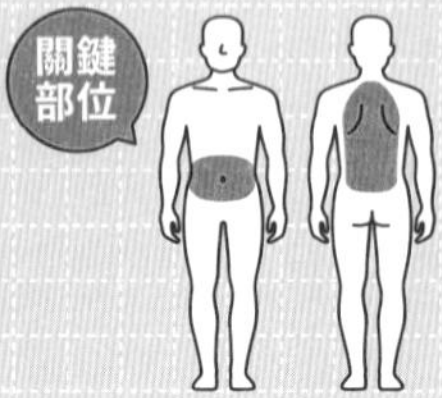

拉毛巾腋下伸展

每次停留10秒 × 左右各3次

1 雙手握住毛巾，向上高舉過頭把毛巾拉直。抬頭挺胸，雙腳打開與肩同寬挺胸站立。

2 身體重心放在右腳，將上半身向左傾。接著換邊，以相同方式進行。

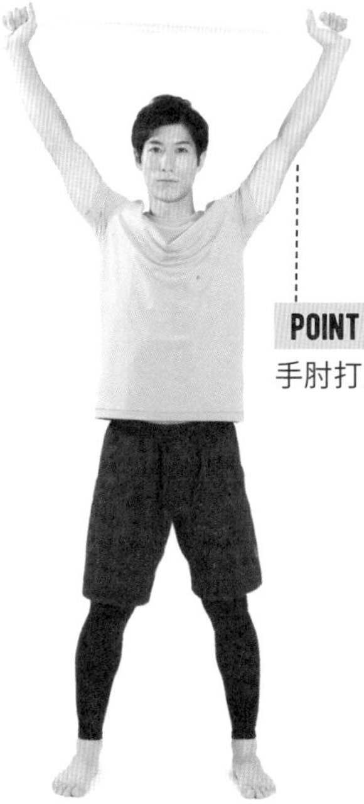

POINT 手肘打直。

POINT 腋下伸直。

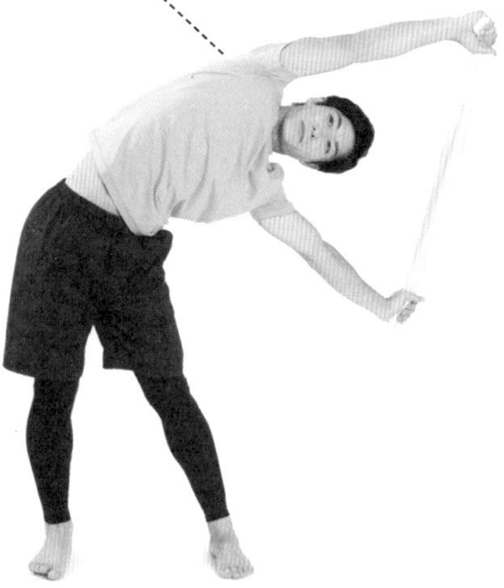

夾桿左右轉動上半身

每次停留10秒 × 左右各3次

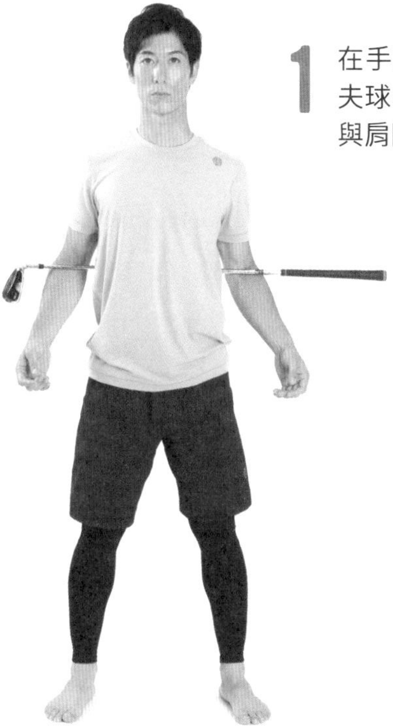

1 在手肘和背部之間夾住高爾夫球桿，抬頭挺胸，雙腳打開與肩同寬站立。

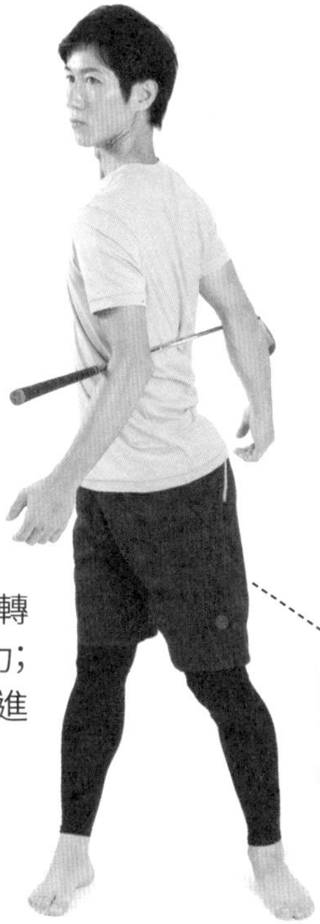

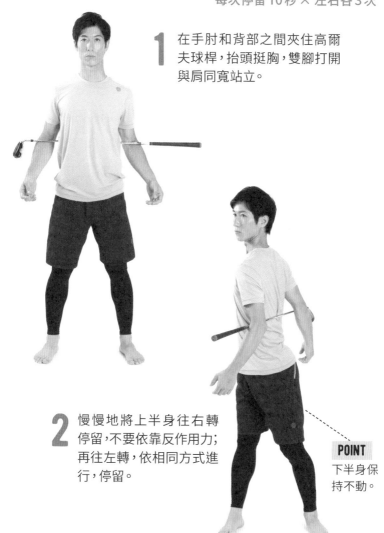

2 慢慢地將上半身往右轉停留，不要依靠反作用力；再往左轉，依相同方式進行，停留。

POINT
下半身保持不動。

夾桿後仰轉動

每次停留10秒 × 左右各3次

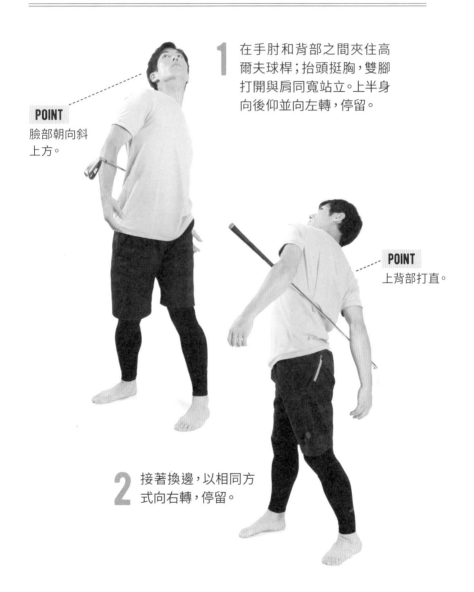

1 在手肘和背部之間夾住高爾夫球桿；抬頭挺胸，雙腳打開與肩同寬站立。上半身向後仰並向左轉，停留。

POINT
臉部朝向斜上方。

POINT
上背部打直。

2 接著換邊，以相同方式向右轉，停留。

⇩ 夾桿前彎轉動　每次停留10秒×左右各3次

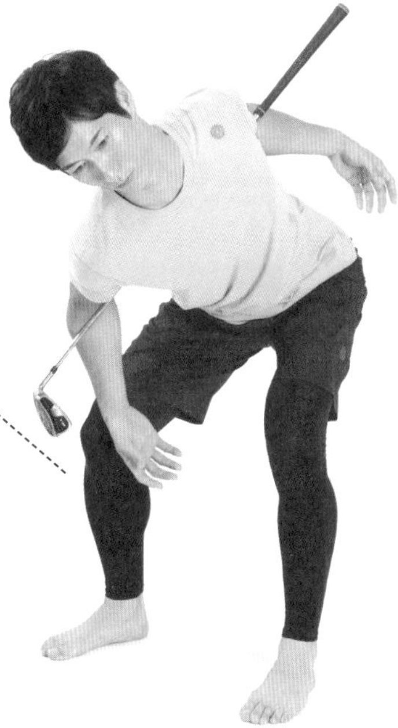

1 在手肘和背部之間夾住高爾夫球桿；抬頭挺胸，雙腳打開與肩同寬站立。上半身前彎並向左轉，停留。

POINT 保持膝蓋微彎，從髖關節開始將上半身往前彎。

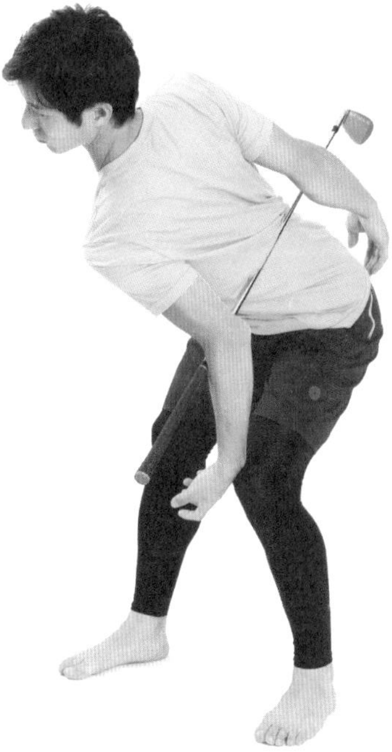

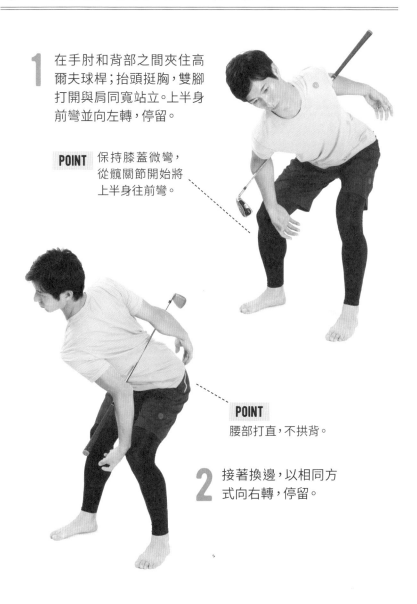

POINT
腰部打直，不拱背。

2 接著換邊，以相同方式向右轉，停留。

健走

對缺乏運動的人來說，健走是一項容易上手的運動。不過，別以為光是走路就很簡單，其實在骨盆歪斜的狀態下持續行走的話，很容易引起腰痛、膝蓋疼痛等問題，適得其反。為此，平時就該好好保養下半身的肌肉，做好身體保健。

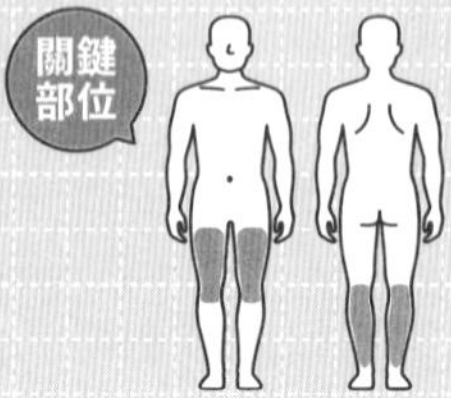

站姿大腿伸展

每次停留10秒 × 左右腳各3次

抬頭挺胸，雙腳打開與肩同寬站立。左膝蓋曲，用左手抓住腳背，將腳背拉近臀部停留；接著再換右腳，以相同方式進行。

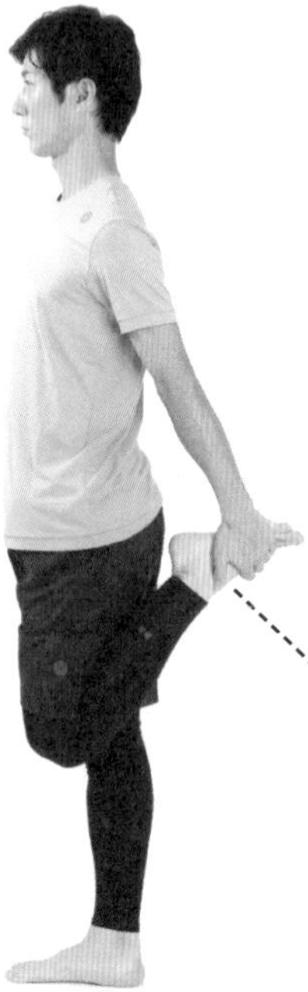

POINT
腳踝貼近臀部。

前後擺動抬腿

左右腳各做10次

1 抬頭挺胸，站在椅子旁邊，右手抓著椅背，左腳向前抬起。

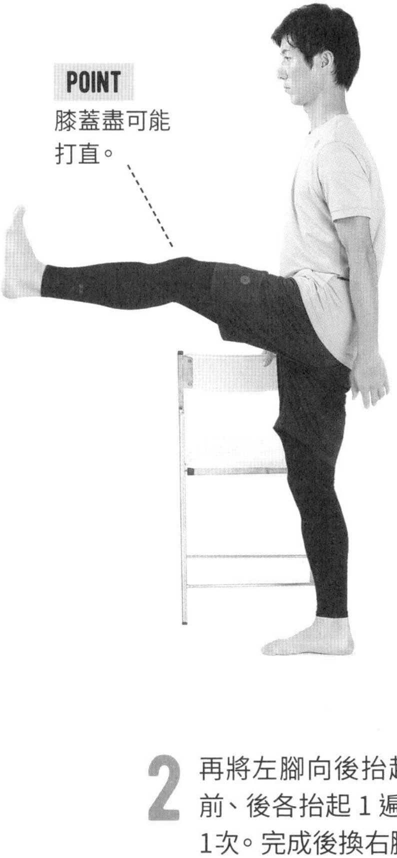

POINT
膝蓋盡可能打直。

2 再將左腳向後抬起，前、後各抬起 1 遍算1次。完成後換右腳，以相同方式進行。

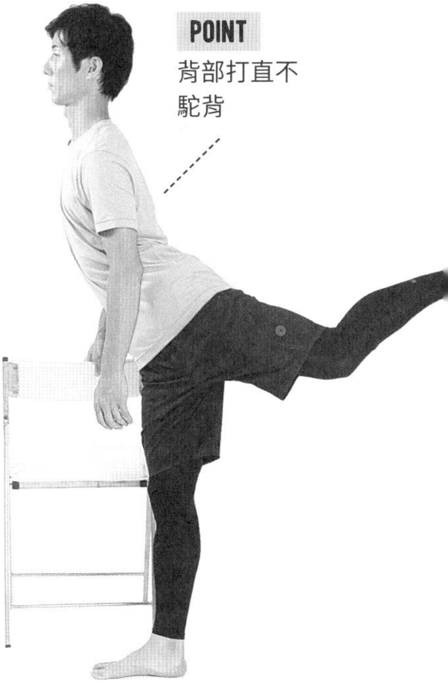

POINT
背部打直不駝背

前彎小腿肌伸展

每次停留10秒×3次

抬頭挺胸，雙腳打開與肩同寬站立，維持此姿勢，慢慢地將上半身向前彎，讓雙手盡可能完全貼地。可在腳尖鋪條毛巾，更能充分伸展小腿肌肉。

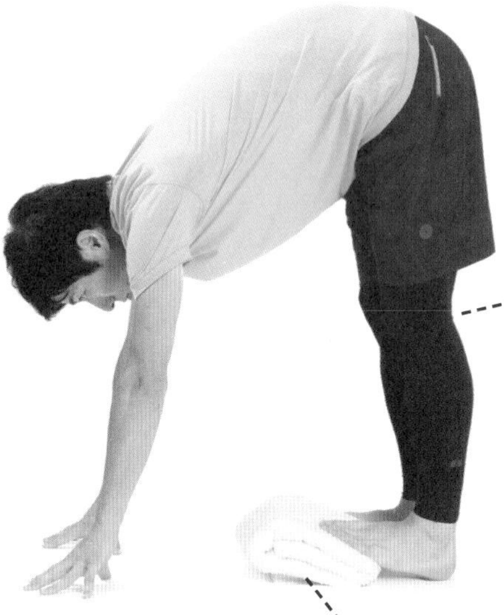

POINT
膝蓋打直不彎曲。

POINT
腳尖踩在毛巾上，可提高小腿肌肉的伸展幅度。

慢跑

只要穿上慢跑鞋，就可以開始慢跑，但每次腳踏地所承受的負擔大約是體重的三倍重，因此，若在骨盆歪斜的狀態下持續跑步，是十分危險的行為。不過，只要積極從事與下半身有關的伸展訓練，以及鍛鍊軀體肌肉，就能有效預防骨盆歪斜。

關鍵部位

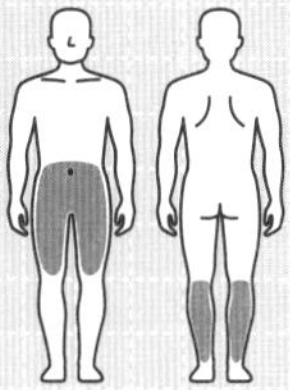

弓箭步小腿肌伸展

每次停留 10 秒 × 左右各 3 次

右腳向前跨出一步，膝蓋微彎，再將雙手放在彎曲的膝蓋上。左腳伸直，左腳腳跟貼地，停留在此姿勢。完成後左右腳前後交換，以相同方式進行。

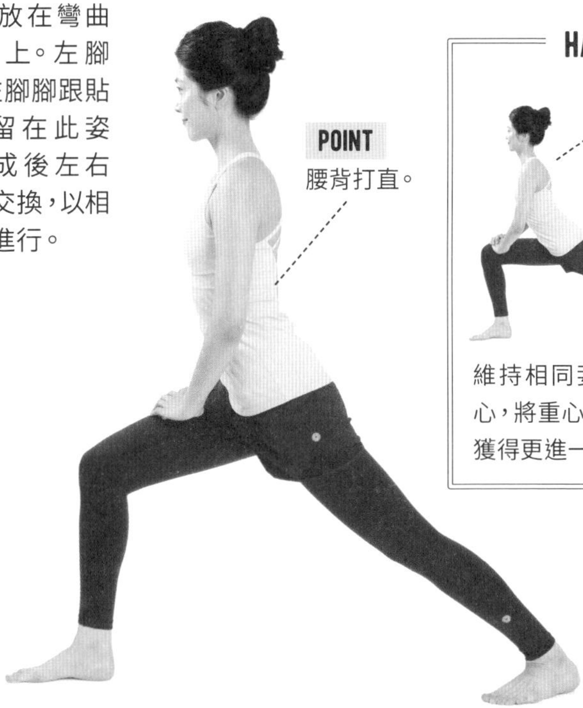

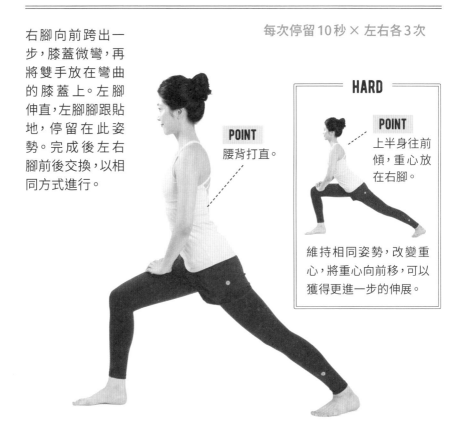

POINT
腰背打直。

HARD

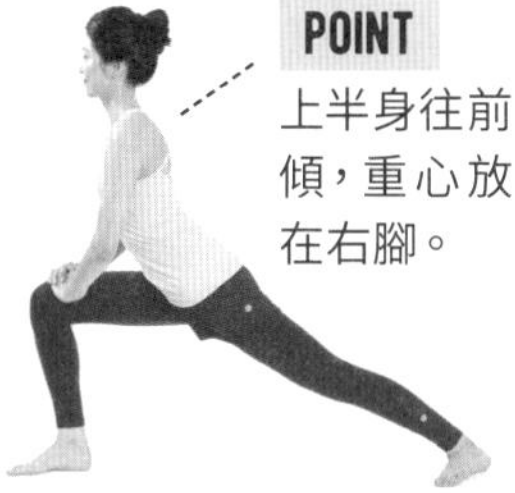

POINT
上半身往前傾，重心放在右腳。

維持相同姿勢，改變重心，將重心向前移，可以獲得更進一步的伸展。

腿部平行抬起

每次停留 10 秒 × 左右各 3 次

POINT 膝蓋、腰部和胸部呈一直線。

1 如圖所示，以仰天的姿勢彎曲膝蓋，手掌和腳掌貼地，將身體撐起。

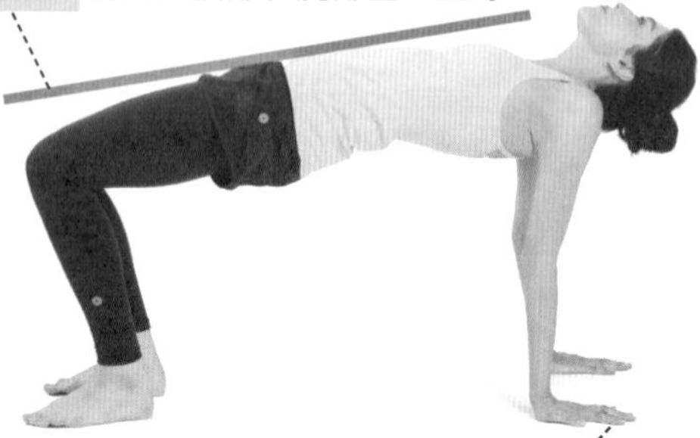

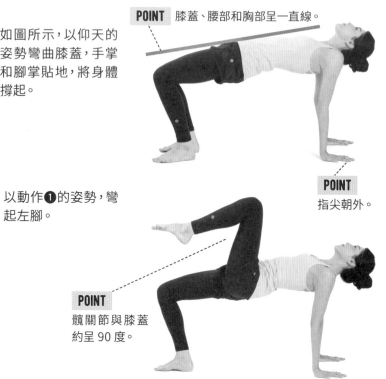

POINT
指尖朝外。

2 以動作❶的姿勢，彎起左腳。

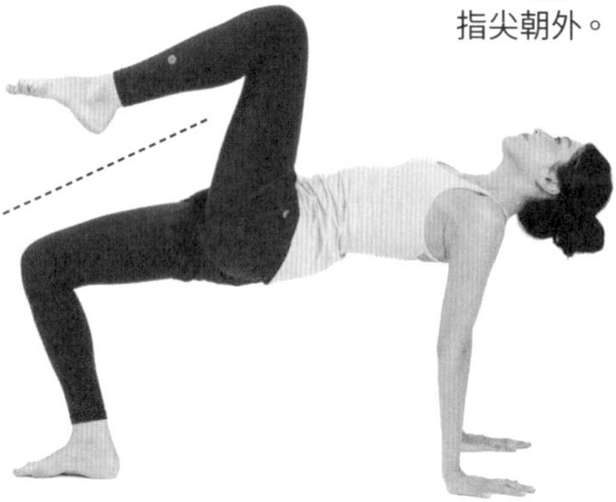

POINT
髖關節與膝蓋約呈 90 度。

3 以動作❷的姿勢，伸直左腳；左腳彎起、伸直為 1 次。完成後換右腳，以相同方式進行。

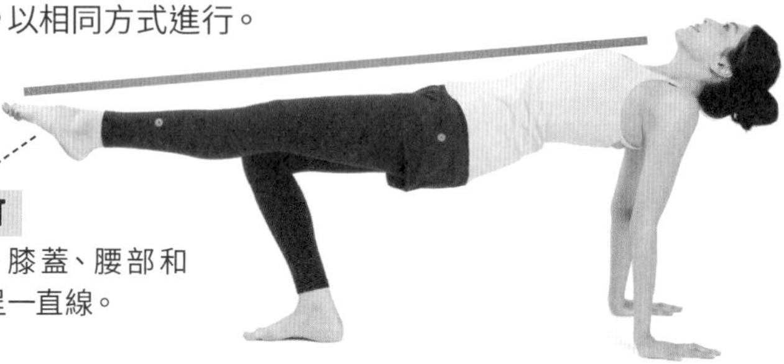

POINT
腳趾、膝蓋、腰部和胸部呈一直線。

游泳

一般人都覺得游泳不會造成太多的關節負擔，但其實游泳會對腰部造成不少負擔。其中蛙式經常使用到髖關節和膝蓋，因此作為核心的骨盆在蛙式中扮演了相當重要的角色。為此請刺激易衰退的背肌，以降低腰部負擔，並伸展髖關節周遭的肌肉，以回正骨盆位置。

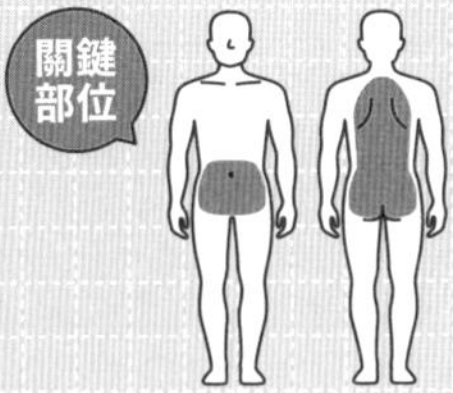

反手超人式

每次停留10秒×3次

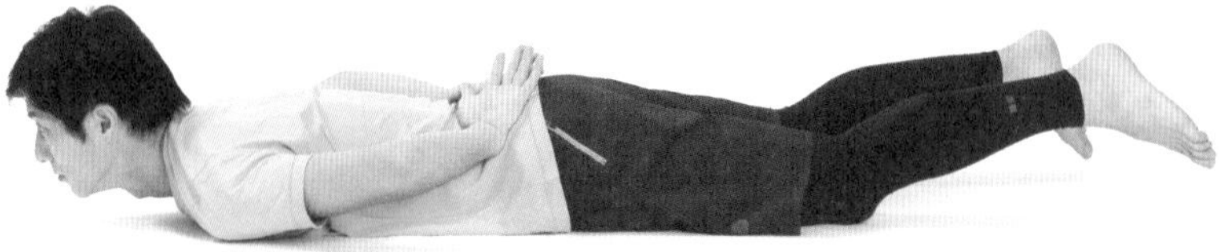

1 趴著，雙腳打開與肩同寬，雙手交握置於腰部上。

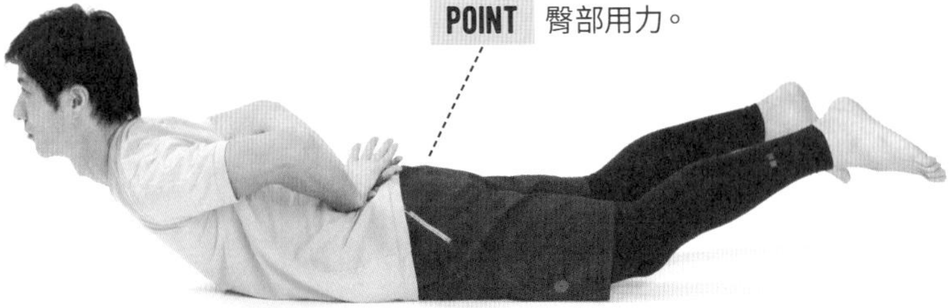

2 以腰部為支點，將上半身和雙腳同時抬起。

⇩ 開腳橋式

每次停留 10 秒 × 3 次

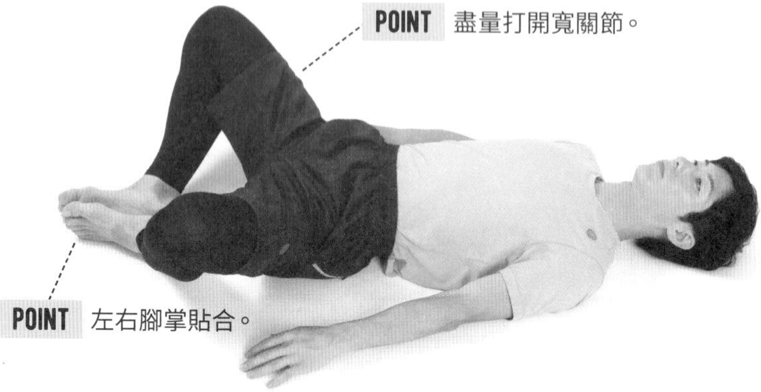
POINT 盡量打開寬關節。
POINT 左右腳掌貼合。

1 平躺，左右腳掌互貼，膝蓋彎曲，
雙手掌心貼地。

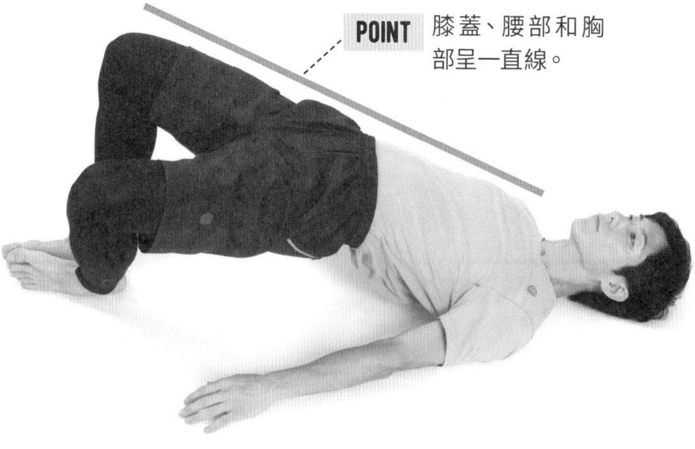
POINT 膝蓋、腰部和胸部呈一直線。

2 膝蓋用力，將腰部抬起，停留 10 秒。

網球

打網球時需要劇烈地前後、左右跑動，並長時間使用慣用手，是屬於容易勉強身體活動的一項運動，因此，想要提升網球的成績表現，擁有不歪斜的正常骨盆是不可或缺的要素。建議有打網球習慣者，應以會承受極大負擔的腰部為主積極進行伸展訓練，調整骨盆的左右差。

關鍵部位

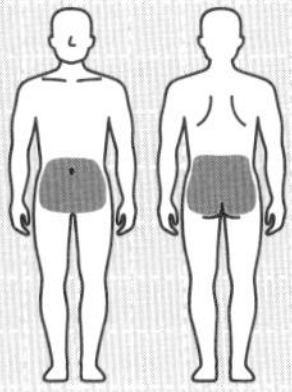

全身轉動

左右腳交替進行 × 10次

1 抬頭挺胸，右腳單腳站立，左腳往右側踢，同時將上半身向左轉，再回到正面。

2 改以左腳單腳站立、右腳往左側踢，同時將上半身向右轉。左右腳各踢 1 遍算 1 次。

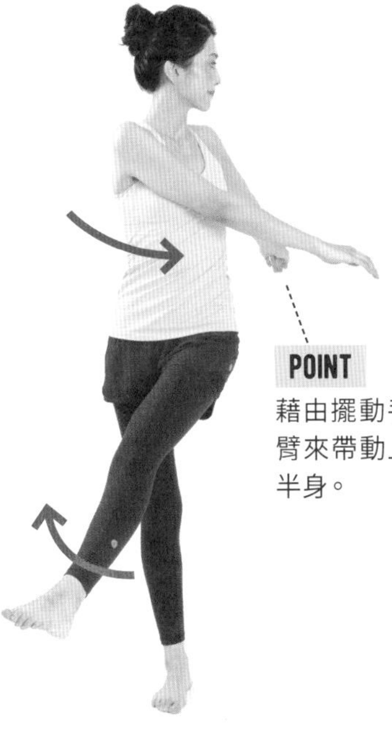

POINT
藉由擺動手臂來帶動上半身。

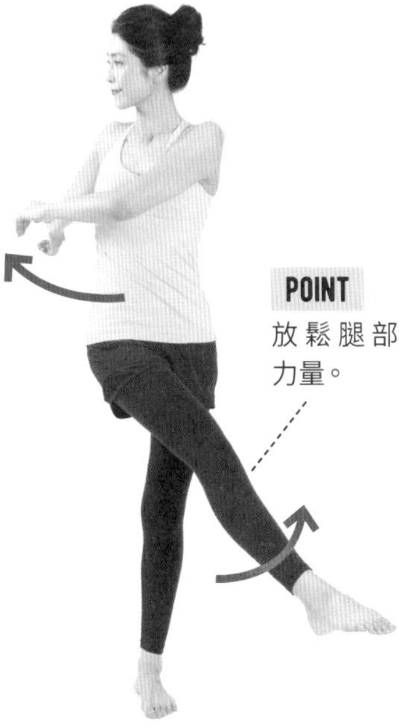

POINT
放鬆腿部力量。

大字形轉動上半身

左轉+右轉爲1次 × 10次

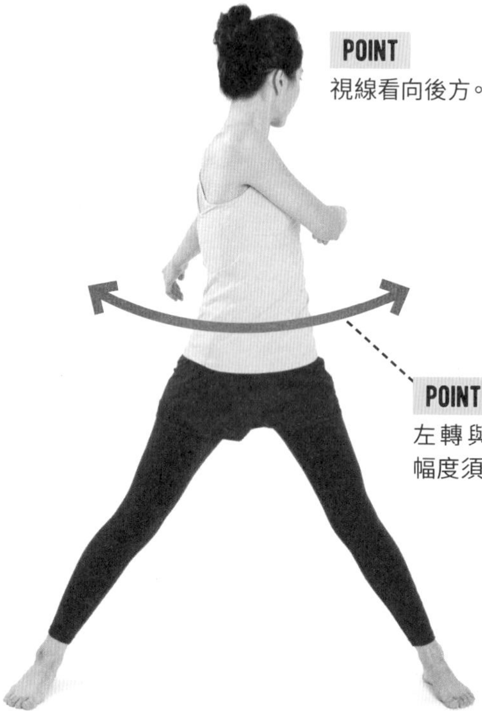

POINT
視線看向後方。
POINT
左轉與右轉的
幅度須相同。

抬頭挺胸，雙腳打開約為肩膀兩倍寬站立，再將上半身往左、右大幅轉動 1 遍，這樣算 1 次。

前後開腳轉動上半身

單腳前跨的左轉+右轉為1次 × 左右腳各做10次

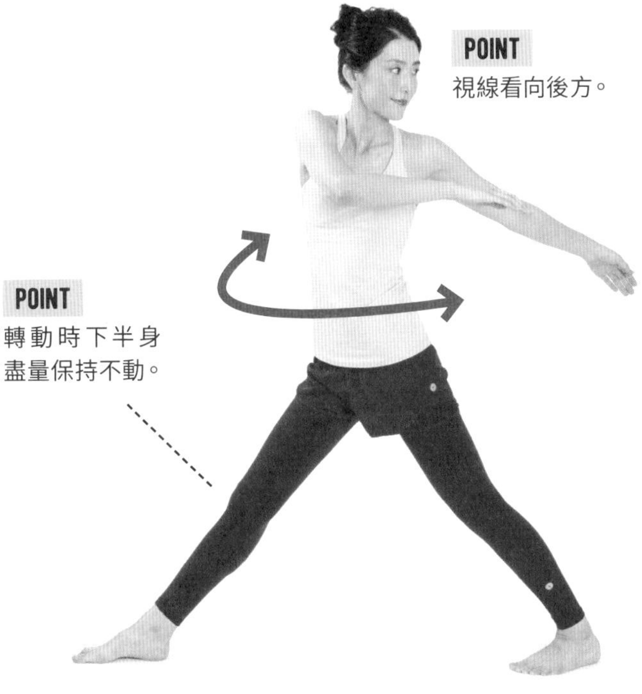
POINT
視線看向後方。
POINT
轉動時下半身
盡量保持不動。

抬頭挺胸，右腳向前跨、左腳向後踏，兩腳間距大幅打開站立，再將上半身分別往左、右大幅轉動 1 遍，這樣算 1 次。接著，左右腳前後交換，以相同方式進行。

棒球

不論投手或打者都只使用慣用手，因此是容易造成骨盆歪斜的運動。另外，守備時經常要半蹲，所以也需要柔軟的下半身肌肉。只要模擬守備動作，以及伸展與骨盆連動的肩胛骨周圍，便有助於提升棒球技術。

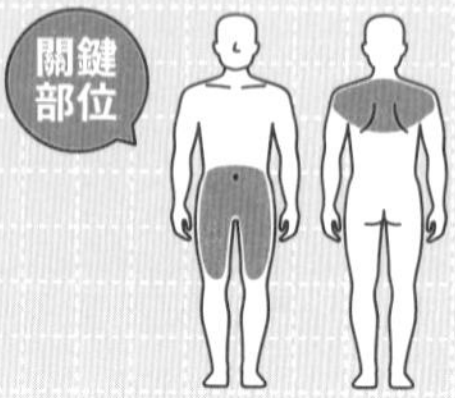

相撲深蹲

10次

1 抬頭挺胸，雙腳打開為肩膀兩倍寬，膝蓋微彎站立。

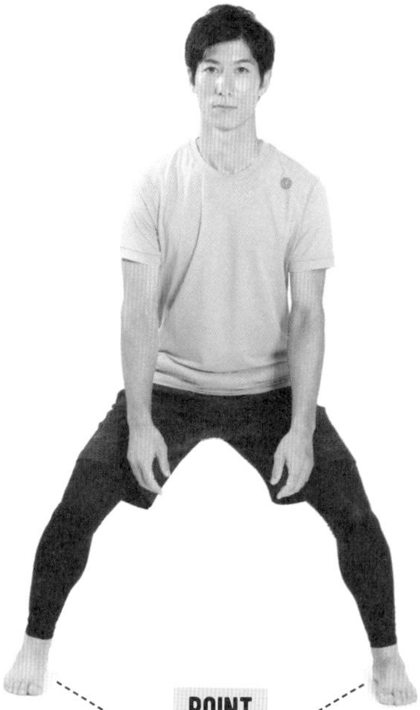

POINT
重心放在足弓。

2 雙腳保持不動，從髖關節開始彎曲，往下蹲坐。

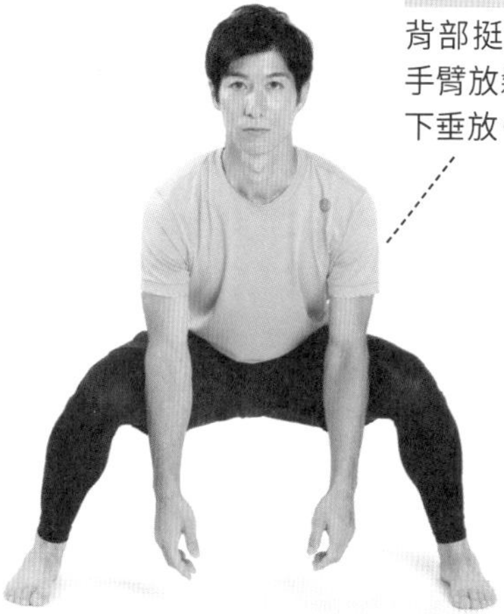

POINT
背部挺直，手臂放鬆向下垂放。

雙手背後交握　每次停留10秒 × 左右各10次

1 抬頭挺胸，雙腳打開與肩同寬站立；左手從上、右手從下繞到背後交握，停留 10 秒。

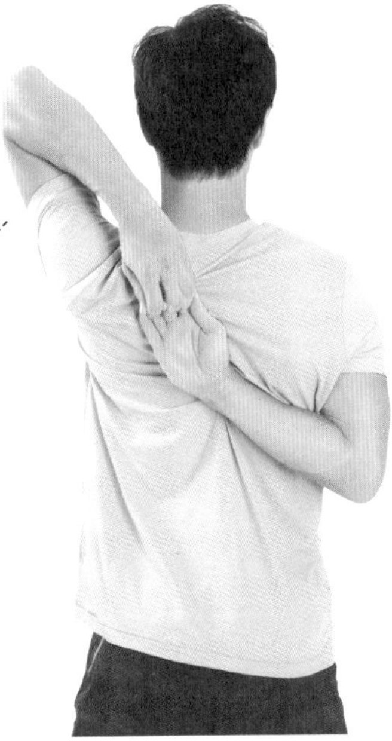

POINT 自然呼吸，依能力所及盡可能完成即可，勿勉強。

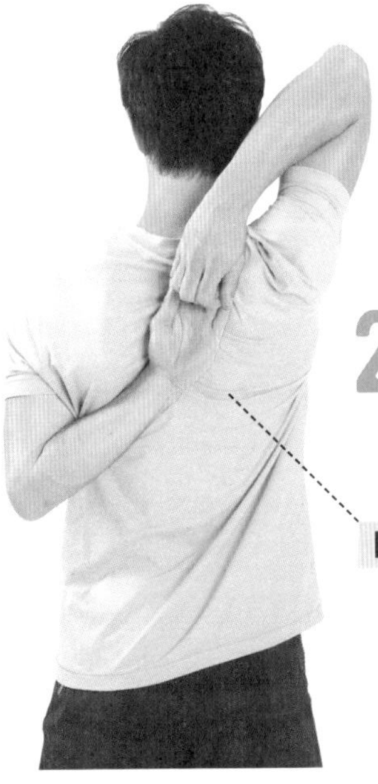

2 改右手從上、左手從下繞到背後交握，一樣停留 10 秒。

POINT 充分感覺背部肌肉伸展。

登山運動

登山時經常使用到骨盆以下的大腿肌肉，主要使用的是股四頭肌和大腿後肌。此外，由於也會用到小腿肌肉，因此平常就要鍛鍊好下半身肌肉。所以喜愛登山的人，千萬別忘了在做完肌肉訓練之後，進行伸展放鬆喔！

關鍵部位

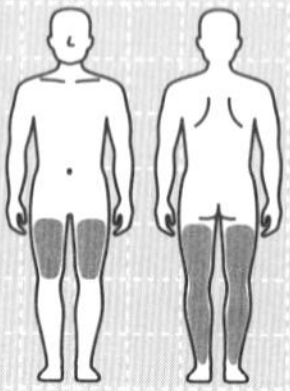

踮腳運動

10次

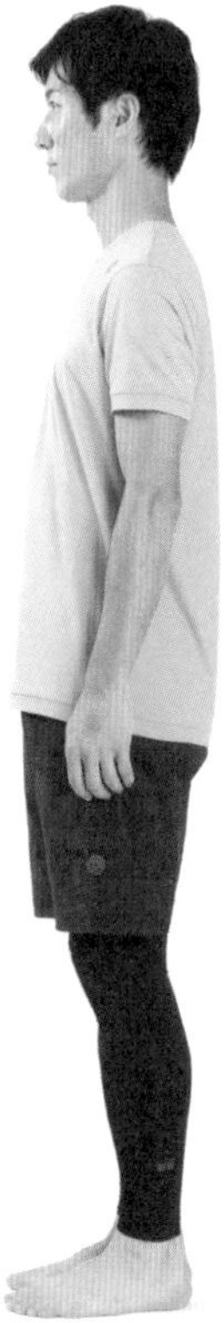

1 抬頭挺胸，雙腳打開與肩同寬站立。

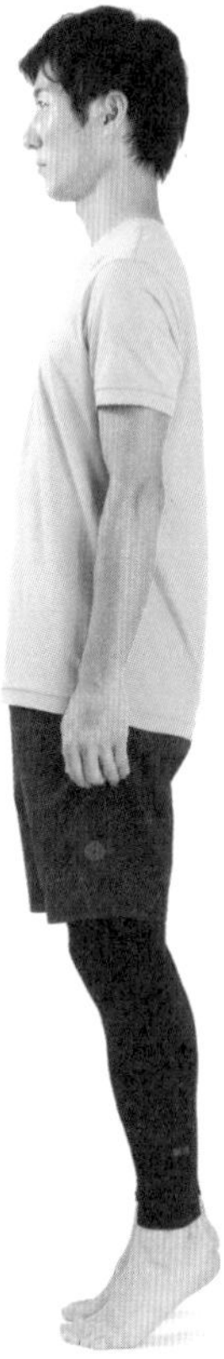

2 雙腳腳踝同時抬起。接著，持續抬起、放下腳踝的動作 10 次。

POINT 腳踝放下時不碰地。

⇓ 屈膝前後步行

每次10步 × 前後各3次

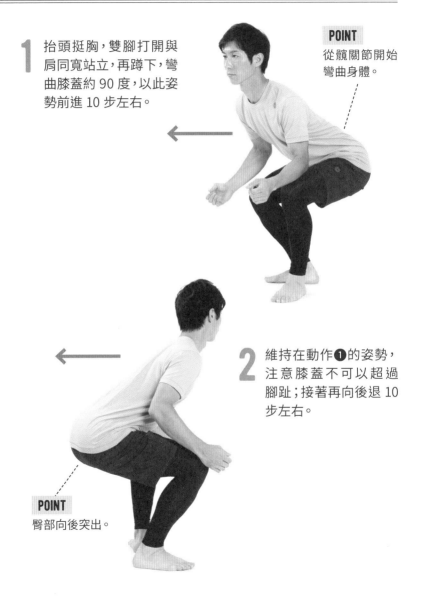

1 抬頭挺胸，雙腳打開與肩同寬站立，再蹲下，彎曲膝蓋約 90 度，以此姿勢前進 10 步左右。

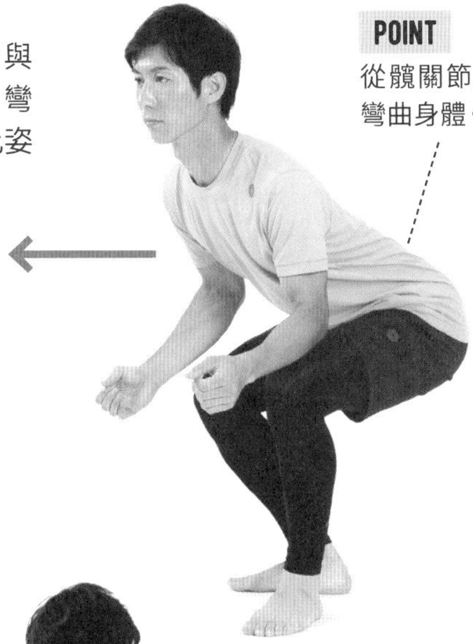

POINT
從髖關節開始彎曲身體。

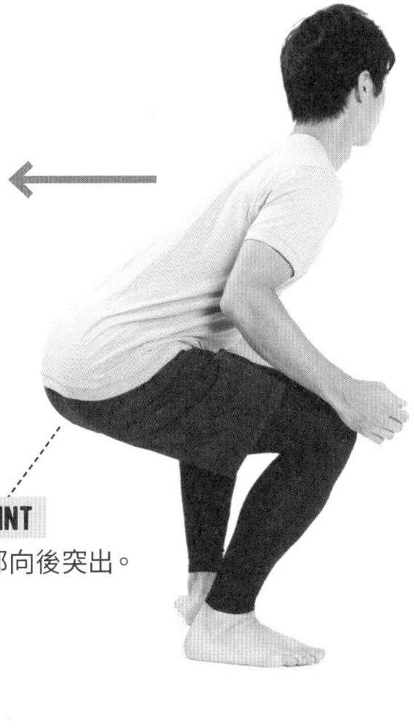

2 維持在動作❶的姿勢，注意膝蓋不可以超過腳趾；接著再向後退 10 步左右。

POINT
臀部向後突出。

健身重訓

深蹲，能有效鍛鍊骨盆周遭的肌肉，但鍛鍊肌肉會使肌肉收縮，換言之如果只做肌肉訓練，易使骨盆周遭肌肉變硬，進而造成骨盆歪斜。尤其健身重訓多半只訓練到屈肌，因此有健身習慣者更應該認真地進行伸展運動。

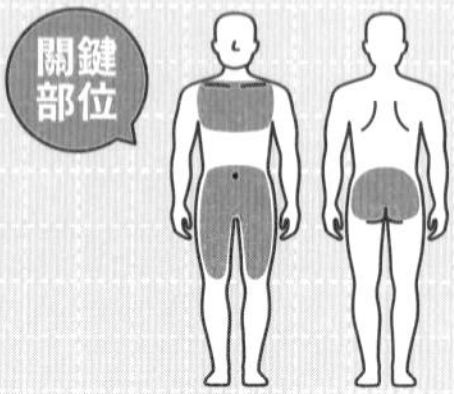

拉毛巾擴胸伸展

3次

1 雙手握住毛巾，高舉至頭部上方拉開。抬頭挺胸，雙腳打開與肩同寬站立。

2 保持在動作❶的姿勢，將雙手往後轉。

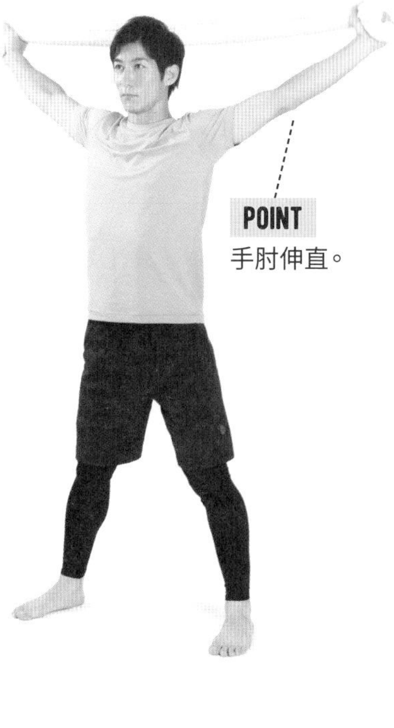

POINT
手肘伸直。

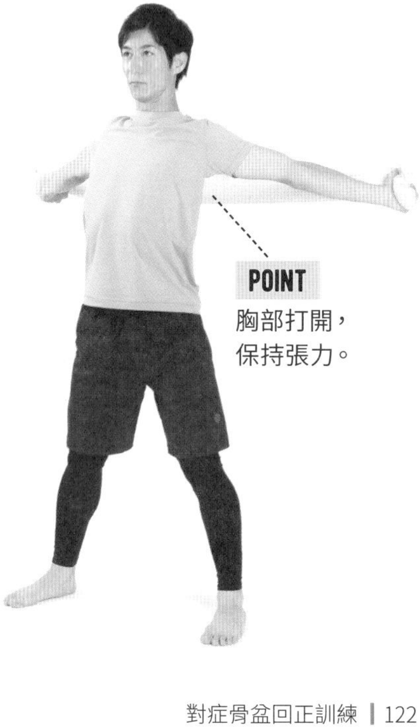

POINT
胸部打開，保持張力。

徒手深蹲

10次

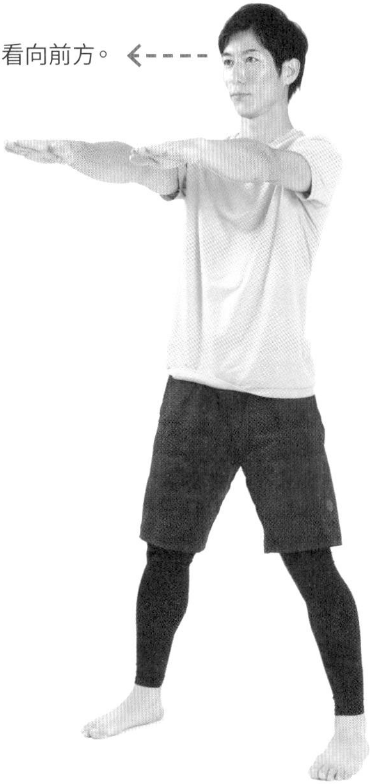

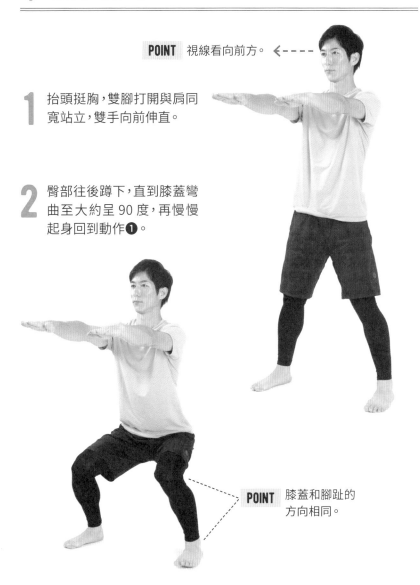

POINT 視線看向前方。

1 抬頭挺胸，雙腳打開與肩同寬站立，雙手向前伸直。

2 臀部往後蹲下，直到膝蓋彎曲至大約呈 90 度，再慢慢起身回到動作❶。

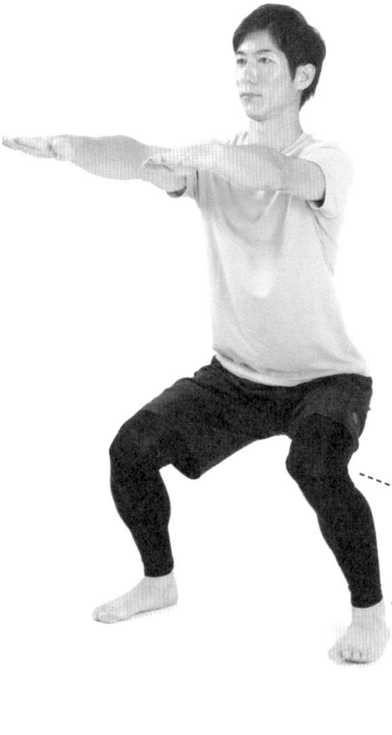

POINT 膝蓋和腳趾的方向相同。

對症骨盆回正訓練：日本名醫親授！每天只要 1 分鐘重啟骨盆自癒力，改善健康、雕塑體態、提升工作&運動表現，一次到位 / 福辻鋭記審訂 ; 張瑜庭譯 . -- 初版 . -- 新北市 : 晴好出版事業有限公司出版 : 遠足文化事業股份有限公司發行 , 2023.10
128 面 ; 14.8x21 公分
ISBN 978-626-97590-9-5(平裝)

1.CST: 骨盆 2.CST: 運動健康 3.CST: 健康法

417.26　　112014338

Health 003

對症骨盆回正訓練

日本名醫親授！每天只要 1 分鐘重啟骨盆自癒力，改善健康、雕塑體態、提升工作&運動表現，一次到位

審訂｜福辻鋭記
譯者｜張瑜庭
封面設計｜比比司設計工作室
內文排版｜周書宇
特約編輯｜周書宇

出版｜晴好出版事業有限公司
總編輯｜黃文慧
副總編輯｜鍾宜君
行銷企畫｜吳孟蓉、胡雯琳
地址｜ 10488 台北市中山區復興北路 38 號 7F 之 2
網址｜ https://www.facebook.com/QinghaoBook
電子信箱｜ Qinghaobook@gmail.com
電話｜ (02) 2516-6892
傳真｜ (02) 2516-6891

發行｜遠足文化事業股份有限公司
（讀書共和國出版集團）
地址｜ 231 新北市新店區民權路 108-2 號 9F
電話｜ (02) 2218-1417
傳真｜ (02) 2218-1142
電子信箱｜ service@bookrep.com.tw
郵政帳號｜ 19504465
（戶名：遠足文化事業股份有限公司）
客服電話｜ 0800-221-029
團體訂購｜ 02-22181717 分機 1124
網　　址｜ www.bookrep.com.tw
法律顧問｜華洋法律事務所／蘇文生律師
印　　製｜東豪印刷

初版一刷｜ 2023 年 10 月
定　　價｜ 360 元
ISBN ｜ 978-626-97590-9-5
EISBN (PDF) ｜ 9786269775804
EISBN (EPUB) ｜ 9786269775811